临床
双眼视觉学

CLINICAL
BINOCULAR
VISION

主 编 魏瑞华

副主编 谷天瀑 张洪波 梁 蕙

编 者（按汉语拼音排序）

谷天瀑 天津医科大学眼科医院、眼视光学院
韩 丁 天津医科大学眼科医院、眼视光学院
金 楠 天津医科大学眼科医院、眼视光学院
金成成 天津医科大学眼科医院、眼视光学院
李 静 天津医科大学眼科医院、眼视光学院
梁 蕙 天津医科大学眼科医院、眼视光学院
刘桂华 天津医科大学眼科医院、眼视光学院
鹿大千 天津医科大学眼科医院、眼视光学院
王碧莹 天津医科大学眼科医院、眼视光学院
王 頔 天津医科大学眼科医院、眼视光学院
王景慧 天津医科大学眼视光职业培训学校
魏瑞华 天津医科大学眼科医院、眼视光学院
张洪波 天津医科大学眼科医院、眼视光学院
赵 璐 天津医科大学眼科医院、眼视光学院

人民卫生出版社
·北京·

图书在版编目（CIP）数据

临床双眼视觉学 / 魏瑞华主编. —北京：人民卫
生出版社，2021.11
　　ISBN 978-7-117-31795-5

　　Ⅰ.①临… Ⅱ.①魏… Ⅲ.①双眼视觉－眼科学
Ⅳ.①R77

　　中国版本图书馆 CIP 数据核字（2021）第 136884 号

| 人卫智网 | www.ipmph.com | 医学教育、学术、考试、健康，购书智慧智能综合服务平台 |
| 人卫官网 | www.pmph.com | 人卫官方资讯发布平台 |

临床双眼视觉学

Linchuang Shuangyan Shijuexue

主　　编：魏瑞华
出版发行：人民卫生出版社（中继线 010-59780011）
地　　址：北京市朝阳区潘家园南里 19 号
邮　　编：100021
E - mail：pmph @ pmph.com
购书热线：010-59787592　010-59787584　010-65264830
印　　刷：廊坊一二〇六印刷厂
经　　销：新华书店
开　　本：787×1092　1/16　　印张：19
字　　数：301 千字
版　　次：2021 年 11 月第 1 版
印　　次：2021 年 12 月第 1 次印刷
标准书号：ISBN 978-7-117-31795-5
定　　价：168.00 元

打击盗版举报电话：010-59787491　E-mail：WQ @ pmph.com
质量问题联系电话：010-59787234　E-mail：zhiliang @ pmph.com

主编简介 |

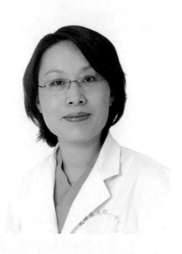

| 魏瑞华 | 教授，主任医师，眼科学博士，博士研究生导师 |

　　教育部全国综合防控儿童青少年近视专家宣讲团成员，天津市高校"中青年骨干创新人才培养计划"人选，天津市"津门医学英才"人选，天津市人民政府教育督导委员会第七届天津市督学，天津医科大学新世纪人才，中华医学会眼科学分会青年委员，中华医学会眼科学分会视光学组委员，天津市医学会眼科学会常委、眼视光学组副组长，天津市儿童青少年近视防控专家指导委员会主任委员，2020年荣获第四届"国之名医，优秀风范"称号。

　　通过亚太地区及中国 LASIK 准分子激光屈光手术高级培训并获得资格证书、亚洲眼视光执业管理协会（AOMA）委员。近几年主攻青少年近视防控、高度近视并发症诊治和角膜接触镜相关治疗，完成白内障、屈光手术、角膜移植手术近万例，擅长各种角膜接触镜验配及并发症处理，完成眼科显微手术上万例。同时承担天津医科大学眼科和眼视光学教学管理工作。参与完成多项国际课题，包括近视眼研究、屈光手术、角膜地形图研究、圆锥角膜研究、常见眼病流行病调查及干眼研究。主持承担国家自然科学基金项目3项，与天津大学合作国家自然科学课题1项，天津市科委课题3项，天津市教委课题2项，天津市教委社科重大立项项目1项。发表专业论文60余篇，第一作者及通信作者 SCI 论文30余篇。参编眼科专著8部。获天津市科技进步奖三等奖2项。

序 |

　　2021 年春，在国家健康中国战略全面落实实施之际，我读到魏瑞华教授团队编写的《临床双眼视觉学》，感受到青年学术团队的力量，欣然作序。

　　近年来，眼视光学专业教育在我国日益受到重视。自温州医科大学、天津医科大学等早期开设五年制眼视光医学专业以来，目前我国已有多所院校获批开设五年制眼视光医学专业。这充分说明，在习近平总书记健康中国战略的指引下，人民群众对于视觉健康这一健康中国的重要组成部分，有着热切的需求，并促使医疗卫生及教育行业对视觉健康管理水平及视光人才培养都提出了更高的标准和更新的要求。

　　双眼视觉是视觉健康管理中的重要组成部分，双眼视觉学也是眼视光专业的基础和核心课程，它覆盖的专业内容全面多样且相对复杂，需要在其他视光课程基础上加以拓展与深入，并和多门专业课程相辅相成。欧美国家的视光行业发展历史悠久，多年来双眼视觉学一直是临床诊疗与科研的热点所在，对于临床双眼视觉学规范诊疗的重视程度也在与日俱增。

　　因此，基于眼视光行业专业水平提升与专业人才培养的双重需求，临床双眼视觉学的相关教材也应运而生，而该书从整体设计、理论阐释及临床指导方面都脱颖而出。

《临床双眼视觉学》一书分为两个部分：双眼视觉理论基础及双眼视觉临床应用，突出介绍了常见的非斜视双眼视异常，从理论知识与临床应用两个层面对该学术领域进行循序渐进、行远自迩的讲解。区别于显斜视导致的视功能异常，该书在双眼视觉生理、隐斜视、调节、集合及视觉心理的理论讲解基础上，侧重介绍了非斜视双眼视功能异常的分类、检查及治疗/视觉训练方法，辅以临床病例进行解析，并补充介绍了特殊类型的双眼视觉异常，全面系统地对双眼视觉学进行了综合分析与专业阐述。该书适用于眼视光专业本科生及研究生，亦可作为眼视光临床医生和继续教育的参考用书。

　　博观而约取，厚积而薄发。该书编写团队长期从事双眼视觉学的教学、临床和科研工作，积累了丰富的经验以飨读者。希望我们的眼视光专业学生及相关从业者在使用该教材时能够循序渐进、熟读精思，领悟并掌握双眼视觉学的核心内容，并学以致用，将其融会贯通应用于双眼视临床诊疗与科研探索中，为我国人民群众的视觉健康保驾护航！

瞿　佳

2021年5月

前 言 |

　　双眼视觉作为人类高级视觉，帮助我们完成了很多复杂、高级的视觉过程。双眼视觉异常，会造成严重的视疲劳、融像功能障碍、眼球运动障碍、调节功能异常等，影响我们正常的生活和工作。失去双眼视觉，我们将无法正常生活。

　　本书从双眼视觉基础以及视觉心理学入手，详细阐述了形成双眼视觉的生理机制、基本双眼视觉功能以及临床上双眼视觉异常的表现，如：集合散开问题、融像功能障碍、调节能力异常、注视视差等。同时本书也提及了相关诊断和治疗方法，视觉训练是主要方法，其对于聚散、融像功能以及眼球运动等问题的解决有显著的效果。在本书的最后，也对于特殊类型的双眼视觉功能异常做了介绍，例如：视觉终端综合征、屈光性弱视、不等像以及眼球震颤。

　　对于眼视光从业人员而言，他们需要解决的具体问题，往往不是单一屈光问题，而是更加复杂的综合性问题。这些问题的解决需要双眼视觉知识和方法。在此情境下，双眼视觉的基础和双眼视觉功能异常的学习显得尤为重要。本书中没有类似定理和公式等"浓云迷雾"般的复杂推导，更多的是高屋建瓴的评价结论和脉络清晰的示例解读，完整地呈现了双眼视觉异常的诊治过程。区别于眼视光本科教材，本专著更加倾向于临床双眼视觉的讲解，通过鲜活的病例，帮助读者近距离地了解双眼视觉异常的临床表现和诊治方法。

本书的编写团队人员近几年主攻青少年近视防控、高度近视并发症诊治和接触镜验配及相关疾病诊治，同时承担了天津医科大学眼科学和眼视光学的一线教学工作。团队大多人员均有在国外视光学院交流访学的经历，参与完成多项国际课题，包括近视眼研究、角膜地形图研究、双眼视觉研究、常见眼病流行病调查及干眼研究等。

　　感谢参与本书编写工作的所有编者们，感谢他们的辛勤付出和倾囊相授，他们长期从事相关领域的临床、科研和教学工作，具有丰富的临床经验和扎实的理论基础，积累了大量的典型临床病例。本书的顺利出版离不开人民卫生出版社的重视和大力支持。本书深入贯彻习近平新时代中国特色社会主义思想，特别是习近平总书记关于人民健康的重要论述，助力眼视光人才的专业素养和实践能力的提升。希望本书能为任课教师、眼科和眼视光学生及相关从业人员提供实用的资料，为他们进一步学习临床双眼视觉学奠定基础，为健康中国和眼健康事业的发展贡献力量。

　　当今相关领域的技术发展日新月异，囿于编者的眼界，书中文字与图片如有疏漏及谬误之处，请读者谅解并批评指正，以便我们进一步改进。

魏瑞华

2021年6月

目 录 |

第二部分
双眼视觉临床应用

数字资源目录

扫码添加"人卫眼科"微信公众号，回复"增值"获取增值视频观看方法

第一部分
双眼视觉理论基础

第一章
双眼视觉的生理

通过了解视觉生理，可以揭示视觉形成的规律，认识众多的视觉现象。可以说视觉生理是一门从对视觉信息的收集、加工到最后视觉感受，对光觉、形觉、色觉等加以认识的视觉感受科学。

视觉功能在于识别外界物体，确定外界物体的方位，并且可以确定自身的方位。双眼视觉的效果优于单眼视觉，不仅有两眼叠加的作用，同时可以扩大视野，消除单眼的生理盲点，更主要的是具有三维的立体视觉，使得主观的视觉空间更准确反映出实际空间。立体视觉使得手、眼、身体协调更加精确，为现代的生活带来了更多的色彩。

双眼视觉优点众多，倘若双眼视觉出现缺陷，必将引起单眼视觉所没有的症状，如视疲劳、抑制、异常视网膜对应、混淆视、复视、立体视觉消失、斜视、弱视等。所以了解双眼视觉问题的发生、诊断和处理，必须从学习正常双眼视觉开始。

第一节　正常双眼视觉概述

双眼视觉

外界物体同时在两眼视网膜对应部位聚焦成像后，被大脑皮层视觉中枢融像成为一个完整并具有立体感觉的单一物像的功能，称为双眼视觉（binocular vision）（图 1-1-1）。双眼视觉是双眼协调、统一、同时的机能。有了双眼视觉，人类能够更准确地获得有关位置、方向、距离和物体大小的概念，能正确判断自身与客观环境之间的位置关系。

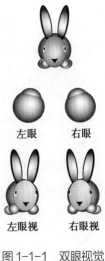

左眼　　右眼

左眼视　　右眼视

图 1-1-1　双眼视觉

（一）双眼视觉的形成条件

1. 知觉方面　两眼视觉知觉正常或接近，则两眼所接受物像在形状、大小、明暗、颜色方面要一致或近似。若两眼物像形状悬殊，融合起来就非常困难。两眼物像大小差 5% 以上即能影响融合力。若两眼接受了一对无法融合的物像，将引起"视网膜斗争（视野斗争）"，即一会儿看见这个物像，一会儿看见另一个物像。

单眼黄斑部应能恒定注视同一目标，无论眼往何处看或目标移往何处，均能使目标不脱离黄斑注视范围，此种能力称单眼注视能力（单眼黄斑注视能力）。

双眼应能同时感知外界同一物体的形象，一眼视力太低或屈光间质混浊，均不能使两眼同时感知外界物体。双眼同时知觉是建立双眼视觉的最基本条件（双眼有同时视能力）。

双眼有正常的视网膜对应：两眼黄斑部具有共同的视觉方向，即两眼视网膜对应关系正常。因此，两眼视网膜各成分之间有良好的配对的定位关系。

双眼有正常的融像功能包括感觉性融像、运动性融像。

两眼能把落在视网膜非对应点上的物像矫正至正位，具有正常融合能力的人，能把两个物像调整到对应点上来，这种功能是通过大脑枕叶的视觉心理反射活动实现的。

2. 运动方面　各条眼外肌能在不同视方向上协调运动，眼肌功能正常。有正常的集合和散开功能。双眼注视能力正常，能够同速度、同幅度协调运动。

在运动功能上，要保持两眼的位置在各眼位上协调一致，注视远近不同距离的物体时，眼球作集合和散开运动。在侧方向做跟随运动时，两眼要始终以相同速度和幅度同时运动，此能力称为双眼注视能力。

在眼球运动器官出现肌肉、神经障碍时，均会影响双眼运动的协调一致性。当差异比较小时，可以用融合能力加以控制，成为隐斜视，双眼视觉仍可保持。但是大的障碍将导致无法形成双眼单视。

3. 中枢方面　双眼要有重叠的视野，使注视视标落在双眼视野内。大脑中枢功能正常，能正确地接受从视觉及其他感觉器官来的信号，并加以综合分析，自主地或反射地通过传出神经系统发出冲动，调整眼球位置。

（二）双眼视觉的分类

通常将双眼视觉分为感知性双眼视觉和运动性双眼视觉。

1. 感知性双眼视觉（sensory aspect of binocular vision）　通过一系列的机制，在视觉中枢形成对形觉、色觉、光觉、立体视觉等全方位的视觉感知。感知性双眼视觉通常临床上分为三级：

（1）同时视（simultaneous perception）：指双眼对物像有同时接受能力，但不必二者完全重合。两眼能同时视物是形成双眼视觉最基础的条件，至于看的方式和结果则可能各种各样。如果患者双眼视觉正常，不仅两眼可同时看见同一物体，而且每眼所接受的物像都恰好落在所对应的视网膜黄斑部，传入大脑后被感觉成一个物像。若患者眼位偏斜，由于物像落在两眼视网膜非对应部位上，则看成两个物像，形成复视。但是有的患者已建立异常视网膜对应，并不感觉复视，此时我们可以通过检查主观斜视角和客观斜视角，并根据其是否相等来加以区分。同时视检查时需要使双眼的像分开，常用的检查方法包括偏振片、红绿滤光片和同视机（图 1-1-2，图 1-1-3）。

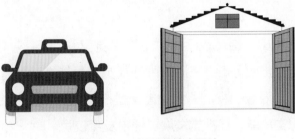

图 1-1-2　同时视检查图片

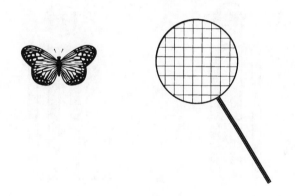

图 1-1-3　同时视检查图片

（2）融像（fusion）：融像是指大脑能综合来自两眼的相似物像，并在知觉水平上形成一个完整印象的能力。这是在同时视知觉基础上，能把落于两眼视网膜对应部位上的物像融像成一个完整印象的功能（图 1-1-4，图 1-1-5）。

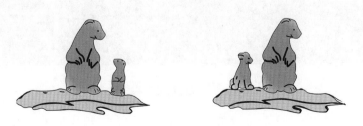

图 1-1-4　融像检查图片

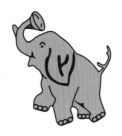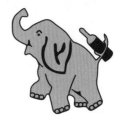

图 1-1-5　融像检查图片

（3）立体视觉（steropsis）：立体视觉又称深度视觉（图 1-1-6，图 1-1-7），是三维空间知觉，指双眼的视觉信息能准确融像，并具有良好的层次和深度，属双眼单视的高级功能，是在同时视和融像的基础上较为独立的一种双眼视觉功能，在视觉发展过程中发育较晚。

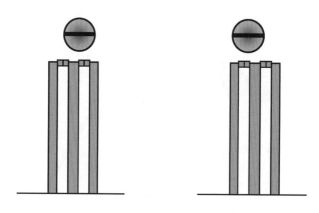

图 1-1-6　立体视觉检查图片

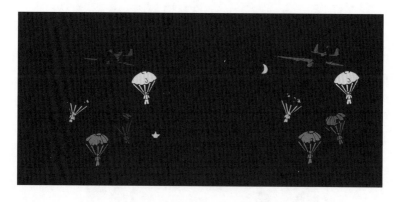

图 1-1-7　立体视觉检查图片

虽然单眼凭借深径提示，如透视、阴影、外物轮廓、视差移动等也能判断远近距离，但双眼立体视觉确定远近距离的准确性要高得多，立体视觉能准确地作外物定位和在外界环境中的自身定位。

立体视觉与立体感的区别：立体视觉由视觉信号产生，由立体视差造成的立体信息，双眼才可以产生。立体感由感觉视觉信号产生，单眼就可以产生。

2. 运动性双眼视觉（motor aspect of binocular vision） 通过眼球运动，协调眼位，保证同时成像在双眼视觉网膜的正确位置。运动性双眼视觉临床上通常分为两种：

（1）双眼同向运动（conjugate eye movements）：双眼向相同方向运动，在运动过程中，双眼的视轴保持相同的角度。临床主要是指扫视运动、跟随运动、前庭眼球运动。

1）扫视运动（saccades）：骤发的急速的眼球转动，使视线从一个目标快速对准另一个目标。

引起扫视运动的刺激主要由以下四种本能形成：视觉目标、听觉、本体感觉、想象性目标。

2）跟随运动（pursuits）：当所注视的物体不发生突然的位置变化，而是以匀速运动，且运动速度不超过100°速度运动时，眼球就会以相同的速度跟随物体转动，这种眼球运动称为跟随运动。

3）前庭眼球运动（vestibular eye movement）：前庭系统受到头转动刺激时而引起反射性反向而等量的眼转动。

例如：当我们在看书的时候转头，而视线维持在书本上，这时眼球在做与头转动速度相等，方向相反的运动，这种运动就叫作前庭眼球运动。

（2）异向运动

1）异向运动的分类：集合（convergence）、散开（divergence）、共

同性内旋（encyclovergence）、共同性外旋（excyclovergence）。聚散包括集合和散开。

2）聚散的表示方式：以棱镜度为单位，即双眼注视眼前特定距离物体所用的集合的量，必要聚散量 =PD×MA，（PD：瞳距，单位为 mm，MA：集合度，单位为米角）。

注视距离是指物体到双眼的转动中心连线中点的距离（图 1-1-8）。

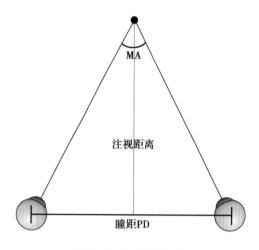

图 1-1-8　注视距离

3）聚散与眼位关系：隐斜视是在缺乏足够融像刺激情况下，一眼与另一眼的相对方向不一致，当双眼同时视时，患者的融像使双眼视觉轴保持一致，在缺乏足够融像刺激时隐斜视暴露出来。

4）水平方向的聚散分类：①紧张性聚散（tonic vergence）：指双眼从解剖静息眼位移向生理静息眼位的移动，测量视远的隐斜视度其实就是检查眼的生理静息眼位。②调节性聚散（accommodative vergence）：如果其中一眼遮盖，另一眼从注视远处物体移到注视近处物体，被遮盖眼会出现集合运动，此集合是由于增加的调节引起的。③近感性聚散（proximal vergence）：在上述试验中（图 1-1-9），如果在注视眼左眼前加正镜，使其看 B 点时不需要用调节，被遮盖的右眼将向外移，但不会回到生理静息眼位。这个集合并非由于调节引起，而是感知近处物体而产生，称近感性聚散。因此，在左眼未加正镜前右眼的集合运动其实包括调节性聚散和近感性聚散。④融像性聚散（fusional vergence）：在上述例子中（图1-1-9），左眼注视 B 物体，右眼被遮盖，产生调节性聚散和近感性聚散，但未对准 B 物体，当去遮盖，为了获得双眼单视，右眼将再次产生聚散运动，使右眼对准 B 物体，这种聚散运动是由融像刺激引起的，称融像性聚散。

融像性聚散图示外隐斜视的融像性集合运动（fusional convergence）；如果是内隐斜视，去遮盖后右眼将出现融像性散开运动（fusional divergence）。从远方视到近方视过程中，四种聚散量都逐渐增多（图1-1-10）。

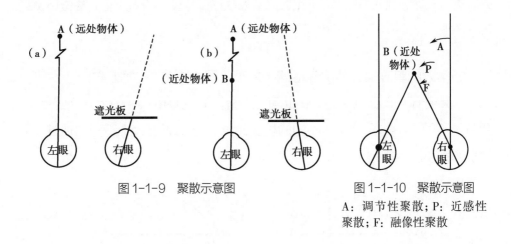

图 1-1-9　聚散示意图

图 1-1-10　聚散示意图
A：调节性聚散；P：近感性聚散；F：融像性聚散

第二节　视　　野

眼睛注视外界物体时，不仅能看清该物体，同时也能看见注视点周围一定空间的物体，眼睛所能看见的全部空间范围，称为视野。这个空间范围的大小以及完整性直接影响双眼视觉的质量。

视野分为中心视野和周边视野。中心视野是指眼睛黄斑中心凹 30°以内范围的视野；周边视野则指 30°以外范围的视野。

中心视力是黄斑中心凹的视力，中心凹以视锥细胞为主，在亮环境中发挥作用，同时还可感知色觉。周边视力是黄斑以外视杆细胞的视力，它在暗环境中发挥作用，不仅能使人辨别周围环境和物体的方位，还可辨别物体移动的速度。

一、单眼视野

正常的单眼视野略近椭圆。由于受到眼周围的组织、器官（如鼻）的影响，一般状态下的视野，其颞侧稍大于鼻侧。在生理解剖结构中，视盘处，即在颞侧视野中有一不可见区域，称为生理盲点，盲点位于黄斑鼻侧约 3mm 处。

通常人的单眼视野范围包括四个象限（图 1-2-1），即上方 55°；下方 70°；鼻侧 60°；颞侧 90°。由此可见，外下方视野最大，内上方视野最小。用各种不同大小的视标，在不同的检查距离，可以测出大小不同的视野，同时按照大小顺序排列。

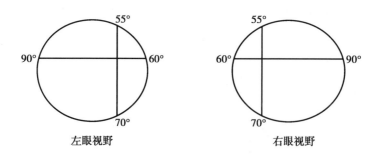

图 1-2-1 单眼视野

堆积在一个空间内，就形成视野岛，也称视野山（图 1-2-2）。其顶峰处相当于黄斑中心注视点。

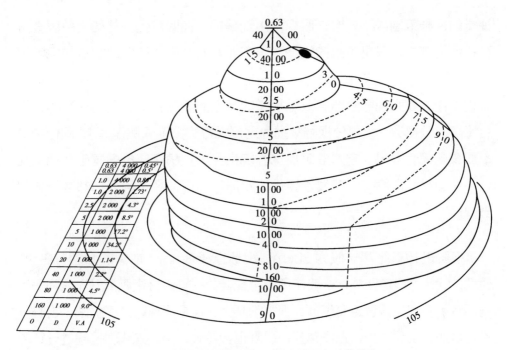

图 1-2-2　视野岛横断图：正常人视野岛（单位为°）

二、双眼视野

双眼视野（binocular visual field）是指双眼同时注视外界一点，能看见的所有范围。双眼视野较单眼视野大，除双颞侧新月区外，其他部分为双眼同时可见区域。双眼视野重叠部分才拥有双眼单视。

动物在进化过程中，眼球逐渐由头颅两侧向前移位，到灵长类动物，两眼视轴几乎平行，两侧视野大部分重叠，也就具备了形成双眼单视的基本条件。

双眼视野约为 180°，中间 120° 为双眼所共有，是双眼视觉功能之所在（图 1-2-3）。颞侧 30° 为各眼单独所有，呈半月形，称为颞侧新月。在颞侧新月区，双眼视觉无法形成；双眼视野重叠区近似圆形，可形成双眼视觉。

在双眼视觉的视野范围内，如果一眼视野出现缺损，他眼可代为补偿；在双眼

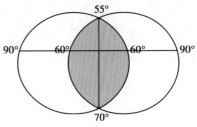

图 1-2-3　双眼视野

视觉的视野范围内，如果一眼视力出现缺损，他眼可代为补偿。单眼本身存在远近感觉，只是单眼的视觉效果不如双眼准确。在双眼视觉的视野范围内，物体有远近感和立体感。若一眼失明，双眼则失去立体视觉，远近感也不佳。双眼视野会随着双眼视觉的减退而逐渐减退，而且视野的缺损会影响双眼视觉，大部分视野缺损为同侧视野缺损（同侧偏盲）。同侧中又以双鼻侧偏盲多见，它对双眼视觉影响也最大。病变部位多发生在视交叉处。视交叉蛛网膜炎、多发性硬化的双侧球后视神经炎等疾病都会造成视野缺损。

视野的检查距离一般为 33cm，视标直径 3mm。视标的颜色有白色、蓝色、红色、绿色四种，一般使用白色视标。视野因检查距离、光线强弱不同而有所不同。检查距离越远，视野则越大，但是距离超过了极限，视野就不再增加，反而减少；光线越强，视野也会变大，但是光线强度超过一定的极限，视野也不再增大，反而减小。如果检查距离不变，视野还会受到颜色的影响，白色视标测得的视野最大，以后依次为蓝色、红色、绿色，视野依次递减 10° 左右。视野的大小还与视标的大小成正比，视标越大，视野越大，到达一定的限度视野不再增大。视标最大限度为 9°，超过 9° 也不会使视野扩大；但小于 9° 视野会随视标的缩小而减小。

第三节　视觉方向

一、视觉方向

视网膜成分具有与生俱来的固定投射方向，视空间的每一个物体都会成像于视网膜对应的成分。这里的视网膜成分是指从视网膜感觉细胞到大脑枕叶视中枢这样的一个整体。外界的影像落在视网膜上，视网膜成分将按照它自己所固定的方向向空间投射，也就是从主观感觉这个刺激来自空间一定不变的方位。假如不通过视觉，用微小电极从眼后刺激视网膜，所产生的闪亮幻觉，也是根据刺激部位的视觉方向不同，出现在空间的一定方位和部位。这些现象所表现的功能称为视网膜成分的视觉方向。这种功能是由高级视觉中枢的结构所决定的，视网膜黄斑中心凹和周边视网膜成分特点如下：

（一）视网膜成分与视空间的投射特点

视网膜的投射方向是反的，视网膜鼻侧投射到颞侧，颞侧投射到鼻侧，上方视野投射到下方，下方投射到上方。

（二）视觉方向的特点

视网膜成分生来就具有空间投射的方向性，也就是从主观上感觉这个刺激是来自空间一定不变的方位，这种现象所表现的功能称为视网膜成分的视觉方向。

视网膜成分指从视锥细胞、视杆细胞到大脑枕叶视中枢作为一个整体而言，并非指视网膜感觉细胞。外界物体的影像落在视网膜上，视网膜成分按照它自己固有的方向性向空间投射。

二、视觉方向的分类和特点

（一）单眼视觉方向

在单眼注视下，我们如何对物体的方向进行判断？

如图 1-3-1 所示，注视 A 点，它会成像在黄斑中心凹（A'），黄斑中心凹将冲动传递到中枢，产生 A 点的方向感知，在视野范围内 B 点成像在 B'，B'处视网膜细胞产生冲动，将信号传递到中枢，产生 B 点的方向感知。

视细胞是使我们视网膜 – 大脑产生特定方向

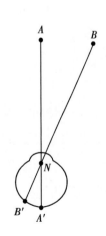

图 1-3-1　单眼视觉方向

感知的基本单位，每个视细胞都含有特定的位标（local sign），每个标记都是特定的、唯一的和不变的，物体的方向在哪里，它的像就刺激哪个视细胞。

1. **主视觉方向**　通过注视点 - 眼节点 - 黄斑中心凹的连线作为主视觉方向，主视觉方向上的物体都位于视野中央。

2. **二级视觉方向**　所有其他的视线方向称为二级视觉方向。

3. **眼位中心视觉方向（oculocentric visual direction）**　在单眼注视时，以主视觉方向为中心的方向感觉，称为眼位中心视觉方向。

4. **平面的方向感知**　如果两个或多个物体对眼睛所成的视觉方向相同，刺激相同位置的视网膜细胞，将产生相同的方向感觉，不能判断前后位置关系（图1-3-2）。

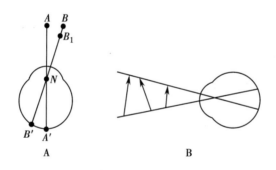

图 1-3-2　平面的方向感知

图 A 中 B 和 B_1 无法判断前后位置关系；图 B 中三条线段不能判断前后位置关系

（二）双眼视觉方向

经典 Hering 实验：令患者视线通过窗户，左眼看树，右眼看房子（图 1-3-3）。双眼同时看时，可同时看到树和房子（图 1-3-4）。利用独眼的理论，双眼的像对应在位于双眼正中央位置的独眼的中心凹，是以这只独眼的固有标记进行定位的（图 1-3-5）。

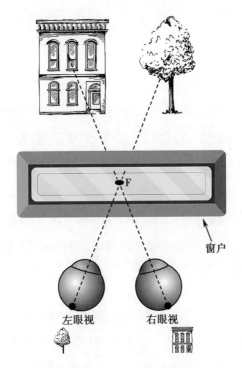

图 1-3-3 Hering 经典实验

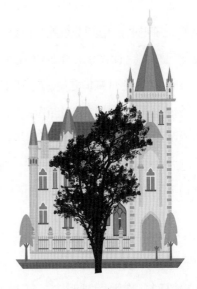

图 1-3-4 Hering 经典实验的视觉效果

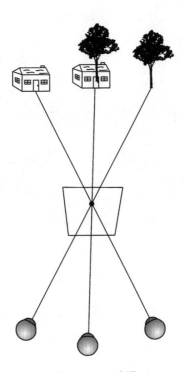

图 1-3-5 独眼

三、视网膜对应点

双眼注视外界物体时，两眼视网膜黄斑中心凹有共同的视觉方向，在两眼黄斑中心凹周围视网膜上有许多成对的具有共同视觉方向的点，称为视网膜对应点（corresponding retinal points，CRP）（图1-3-6）。换言之，两眼同名部位有共同的视觉方向的只有黄斑中心凹，其他部位的视网膜成分则各根据其与黄斑中心凹的距离结成对应关系。视网膜对应点距离左右眼视网膜黄斑中心凹同方向、等距离。两眼视网膜对应点上的物像传入大脑可被感觉为一个印象（融像成为单一视）；落在非对应点上的物像，两眼将投射到空间不同部位，而被感觉成为两个印象（复视）。

正常的视网膜对应是形成双眼视觉的基础。以两眼黄斑中心凹为中心展开的对应关系称为正常对应；一眼的中心凹与另一眼中心凹以外的一点相对应的情形，称为异常对应。正常视网膜对应一方面在于联系双眼视觉，另一方面也是作为客观定位（分辨物与物之间的关系）以及主观定位（自身与外界物体的关系）的重要手段。

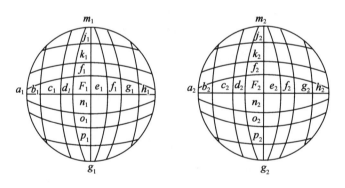

图1-3-6　视网膜对应点

四、独眼

映在对应点上的外界的点具有双眼单视，视网膜上各点都有相应的对应点，大脑皮层可将左右视网膜对应点所得的物像融像成为一个。因此我们考虑把两眼信息合二为一，引入这个"独眼（cyclopean eye）"的概念。这个"独眼"的视网膜是双眼视网膜以黄斑为中心互相重叠起来而成的。这些相互重合的点都是对应成分。独眼黄斑中心凹代表正前方注视方向，落于中心凹两侧的物像各自向其对侧投射。

五、生理性复视

复视即将一个单一物体视为两个。复视分为生理性复视（physiological diplopia）和病理性复视。

当注视近处的手指（图1-3-7），会发现远处的手指变得模糊和复视，不同于异常双眼视觉如斜视等病理性复视，这是一种正常的生理现象，双眼视觉正常的人都可以看到这样的复视。在特定的注视距离，物空间的一些点可形成视网膜共轭点，从而产生单一像，而非共轭点在视网膜上形成非共轭点，产生复视，因此称为生理性复视。生理性复视分为同侧性复视和交叉性复视。

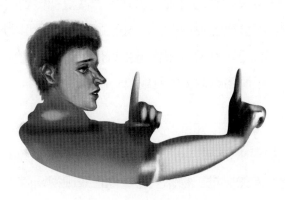

图1-3-7 生理性复视实验

两眼注视五角星，对五角星来说双眼形成单一视，在距离五角星较远处有一黑点其像分别落在两眼中心凹鼻侧，此时出现复视。鼻侧视网膜受到刺激后，其像会向颞侧视空间投射，即左眼的像在左侧，右眼的像在右侧，成为同侧性复视（homonymous diplopia）（图1-3-8）。

两眼注视黑点对于黑点来说，双眼形成单一视，在距离黑点较远处有一五角星，其像分别落在两眼中心凹颞侧，两眼颞侧视网膜成分不是对应点，形成复视。颞侧视网膜受刺激后，其像会向鼻侧视空间投射，即左眼像在右侧，右眼像在左侧，成为交叉性复视（paradoxical diplopia）（图1-3-9）。

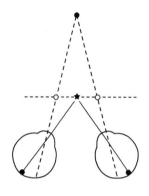
图1-3-8　同侧性复视

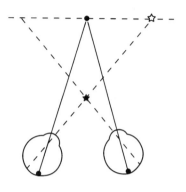
图1-3-9　交叉性复视

例如：在双眼视线上远近各放一支笔。先注视近方，再注视远方，观察另一支笔的复视像。交替遮蔽两眼，观察复视像的方向。

生理性复视是立体视觉的基础，这种生理性复视传到视中枢后被视觉的心理过程所抑制，不会产生视觉干扰。利用生理性复视可以判断物体间距离。同侧性复视产生远值感；交叉性复视产生近值感。生理性复视的存在提示我们双眼不能同时把不同距离的物体看成单一视。

由前面的知识我们可以知道，只有外界物体成像在视网膜对应点上才能融像（不是唯一的要求），即当同时受到刺激时，双眼视网膜对应位置上将产生相同的视觉方向的感觉。物体只有成像在双眼视网膜对应点上，才能够产生相同的视觉方向，才不会出现复视。在其中一眼视网膜上任意一点，在另一只眼都有唯一的对应点。一对视网膜对应点，距离各自的中心凹的方向和距离都是相同的。

如图1-3-10所示，B 点分别成像在双眼的 BL' 和 BR'，不是一对视网膜对应点，它们投射到独眼的不同位置上，必然产生复视。

生理性复视与病理性复视的区别，生理性复视的注视点不会复视，注视点之前和之后的物点出现复视，病理性复视则所有的物点都是复视的，并会出现视觉混淆（confusion）现象。

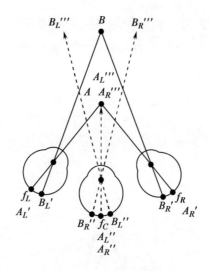

图 1-3-10   同侧性复视

第四节 双 眼 融 像

一、单视圆

一百多年前，Vieth 和 Müller 提出"视界圆"的概念，即落在视网膜对应点上的物像，可以形成单一影像。无数成对的视网膜对应点依其各自的视觉方向投射到视空间，可以形成一个假想的圆，称为单视圆（horopter circle）。当两只眼的中心凹注视空间某一点时，由于两眼中心凹是对应点，就会产生双眼单视。这时候注视点以外其他的外界刺激如果也落在两眼视网膜对应点上，它们所产生的视觉也是双眼单视。根据同弧的圆周角相等的原理，说明单视圆上的物体将分别成像在两眼视网膜对应点上。

（一）单视圆的特点

1. 该圆上任何一点连接两眼中心凹的夹角均相等，均成像于两眼的视网膜对应点上，看起来为单个物体。

2. 物点若在该圆之外，其与两眼的夹角将不等于注视点与两眼的夹角，则物像将成像于两眼视网膜非对应点上，不再双眼单视。

（二）单 视 圆

其中在 *A* 点、*B* 点存在视差，而在 *O* 点落入双眼视网膜的对应点无视差产生（图 1-4-1）。

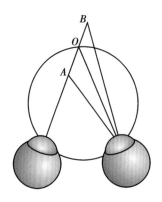

图 1-4-1　单视圆

单视圆成立的假设条件：眼球是正球形，而实际眼球近似于球形，其前后径为 24mm，垂直径为 23mm，水平径为 23.5mm；视网膜对应点在视网膜上是均等存在的，但实际并非如此。

单视圆除通过注视点外，还通过两眼节点。根据注视距离不同，存在着不同的单视圆。单视圆上的物体都能形成单一视。单视圆在实际视空间中是一个弧面。因为眼球的后极是一个弧面，所以要把视网膜上每一对对应点投射到空间去，就会形成一个弧面。注视距离越远，弧面越接近于平面。

二、Panum区

（一）Panum区定义

当注视一个目标时，远于或近于注视点的目标，在两眼视网膜所形成的物像没有超出双眼的融像范围，也会产生双眼单视，视网膜上这个很小的范围称为帕努姆区（Panum 区，Panum's area）（图1-4-2）。偏离中心凹越远，Panum 区的空间范围越大，但物像越模糊。

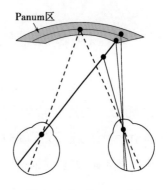

图 1-4-2　Panum 区

单视圆以外的点结像于非对应点，但非对应点结像的物体并非全都产生复视。在单视圆内和外有限距离处的物体也不会出现复视。

两眼注视是不安定的即注视微动，所以即使两眼注视有偏离，也可以融像。即使存在不等像视，在某种程度上还是可以融像的。例如：散光及屈光参差患者，两眼的视网膜像会有大小及形状的不同。当注视物体某部分时，就会结像于非对应点，但如果在融像感觉圈内便可以进行融像。融像感觉圈的存在可以保证更充分的立体视功能存在。融像与复视状态可以共存。对于立体视差的不等像视可被融像，产生立体视觉。

融像分为中心融像与周边融像。中心融像指黄斑中心凹处的融像；周边融像指黄斑中心凹以外部分的融像。中心融像范围最窄。周边融像存在，中心融像不一定存在；中心融像存在，周边融像一定存在。

（二）Panum区存在的优点

1. 注视微动　在视网膜非对应点上成像，由于融像感觉圈的存在可以形成单一视。

2. 屈光参差　在视网膜上成像大小不同，由于融像感觉圈的存在可以形成单一视。

Panum 区：阴影内所有的点刺激双眼视网膜将会产生双眼单视，而阴影以外的点刺激双眼视网膜将会产生复视（图1-4-3）。

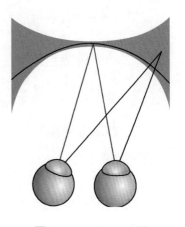

图 1-4-3　Panum 区

三、主导眼与视网膜竞争

人类在视物时两眼所起作用常不一样，其中一眼往往在一定程度上占优势，为定位以及引起融像的主要负担者，此眼称为主导眼（ocular dominance）。双眼同时注视一物体，但视觉定位往往偏于主导眼一侧。在进行集合已达到极限时，非主导眼往往首先失去注视位。

如果两物像在外形上有极大的差异，无法融像成一个时，则将出现两像相互交替称为视网膜竞争。其结果常常形成仅接受其中一个物像，而抑制另一个物像，这个最后被选用的眼常是主导眼。在融像时，仿佛是先用主导眼将被注视物盯住，然后再用非主导眼再凑上来形成同时知觉，这种情况一般不会被察觉。

第五节 立 体 视 觉

立体感觉是由立体视觉获得的，同时还包含深度知觉。立体视觉不单单靠双眼融像才可以完成，单眼也可以有部分立体视觉，也就是深度知觉，简称深度觉。

一、单眼深度觉的特点

1. 单眼只能判断与注视点上下左右的位置关系，并不能判断前后的区别。

2. 在单眼注视下，可以通过一些单眼深度觉的提示，根据经验产生相对的深度觉（relative depth perception）。

3. 任何物体距离近，像就大，距离远，像就小。当没有别的参照和经验的提示，我们就是以这种方式判断距离的远近。

4. 物间穿插现象（overlapping） 物体 A 遮住了物体 B，A 一定在前面（图 1-5-1）。

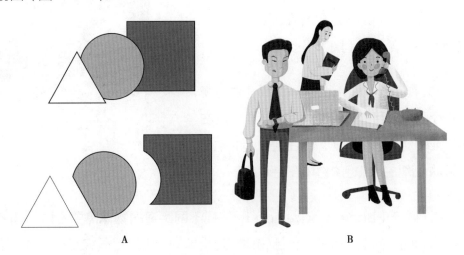

A   B

图 1-5-1 物间穿插

A. 三角形在图形前面，圆形在正方形前面；B. 男人在办公桌前，女人在办公桌后

5. 透视现象 一条路，向远方逐渐靠拢，延长线汇集到一个点，这种现象叫作透视现象（perspective）。

（1）透视现象给我们的线索是物体的大小：远处的物体会变小、会聚和致密（图 1-5-2）。

（2）透视现象的另一条线索是视野中的相对位置，一个更远距离的物体看起来位置会更接近地平线（图 1-5-3）。

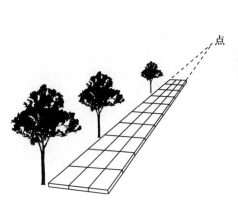

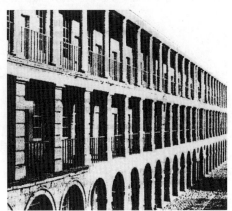

图 1-5-2 透视现象   图 1-5-3 透视现象

6. 光线和阴影（light and shadow）
光和阴影有助于判断物体的位置关系，对光源照射方向的判定一定要准确，否则可能导致相反的位置判断（图1-5-4）。

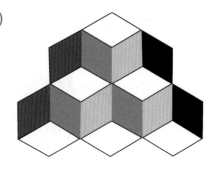

图1-5-4　光线和阴影

7. 视差移动（movement） 看着窗外一个固定的目标，闭上一只眼睛，头左右平移或转动，你会发现，离注视点远的物体在顺动，离注视点近的物体在逆动。

8. 调节（accommodation） 注视不同距离的物体需要不同的调节力，因此调节因素也有助于判断物体相对距离的远近，但研究发现这种提示作用微不足道。

9. 集合（convergence） 眼睛为了获得融像，需要使视轴对准注视物体，所用的集合的大小有助于判断物体的远近。物体越近，所用的集合越大，发出集合指令的神经信息越强，我们就是通过这种神经指令去判断物体的远近。

在某些特定情况下，集合会改变我们对深度觉的判断，如双眼通过底向外的棱镜看特定距离的物体，由于集合增加，会觉得物体变小和变近，相反，加底向内的棱镜，集合量减小，会觉得物体变大和变远。这种由于集合的改变而感知物体大小的距离改变的现象称为近小远大（smaller in larger out，SILO）。

二、立体视觉

（一）立体视觉的特点

1. 立体视觉（stereopsis） 简单地说，就是我们感知这个物体是立体的、三维的，而不是在一个平面上的；我们可以感知两个物体哪个远、哪个近，而不需要借助任何的参照。

2. 立体视觉是一种前意识（preattentive），它不需要有意识地努力去看，而是自然而然获得的。

（二）立体视觉的形成

1. 注视后面的球，这个球分别成像在双眼的中心凹，是一对视网膜对应点，可以融像为一个像，前面的球在双眼成像的位置并不在视网膜对应点，但仍在 Panum 空间之内，因此仍能融像成一个像（图1-5-5）。

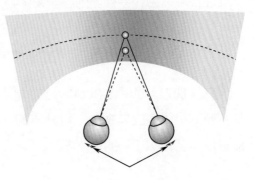

图1-5-5　Panum 区内的成像

2. 这两个像成在视网膜同一水平方向，但不同位置，称为水平向视差（horizontal fixation disparity），将两个存在水平方向视差的像融像起来，就会使我们产生立体视觉的感觉。

3. 在注视 A 球时，所有在 Panum 空间内，但不在双眼单一视圆（horopter）上的物体，在双眼所成的像都存在水平方向的视差，这两个存在水平方向视差的像都可以融像成一个像，融像后就会产出不同于 A 球的深度觉，感知与 A 球不在一平面上，而是在 A 球之前或之后。

4. 双眼注视 A 球，如果 B 球在 A 球之前，则成像在双眼视网膜的颞侧，这种视差称为交叉性视差（图1-5-6）。

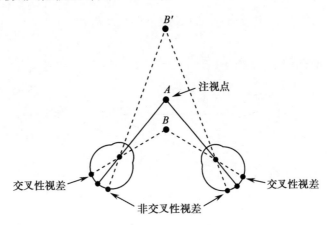

图1-5-6　单一视与复视同时存在

如果 B' 球在 A 球之后,则成像在双眼视网膜的鼻侧,这种视差称为非交叉性视差; A 球成像在双眼的中心凹,为零视差。

5. 交叉性视差可以感知物体在注视点之前,非交叉性视差可以感知物体在注视点之后,零视差则感知物体与注视点在同一距离。

(三)立 体 视 力

立体视力(stereoacuity)是我们可以分辨的最细微的深度觉,是深度觉判断的极限。立体视力以可分辨的最小相对视差的角度来表示,正常人可以分辨小至 $4''\sim5''$ 的角度差异。

1. 立体视力的检查主要是检查被检者能否分辨有特定水平方向视差的两个影像,其中一个检查立体视力的仪器是 Howard-Dolman 测定仪(图 1-5-7)。

$$n=\frac{2a\Delta d}{d^2}$$

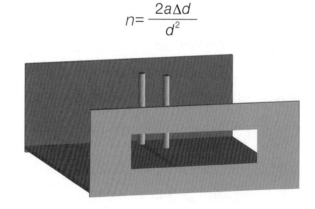

图 1-5-7 Howard-Dolman 测定仪

2. 可分辨的最小视差角(图 1-5-8)。

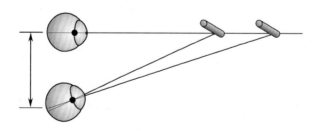

图 1-5-8 视差角

（四）立体视觉检查方法

立体图（stereograms）是由一对图片或图形组成，称为一对立体图对（stereo pairs），用不同的方法给左眼看其中一张，同时右眼看另一张。这一对立体图对实际上是模拟用左眼和右眼看同一个物体或场景的图像。立体图对的特点是存在水平方向的视差。

Wheatstone立体镜，通过镜子的反射，使双眼分别看到相应的立体图，优点是没有固定的检查距离，可以将立体图放到很远的地方，使视差减小，测量所能分辨的最小视差（图1-5-9）。

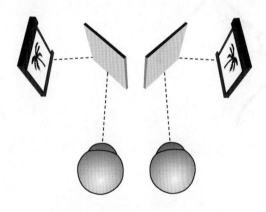

图1-5-9　Wheatstone立体镜

Brewster立体镜：检查距离为20cm，中间有一间隔，目镜使用+5.00D的正透镜，即注视图片时不需要用调节力，正透镜的光心外移，制造底向外的棱镜效应，易于融像，仪器较小，适合在诊室使用（图1-5-10）。

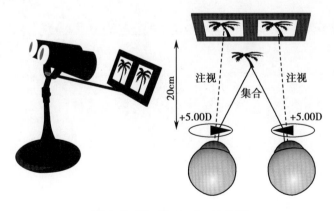

图1-5-10　Brewster立体镜

使用红绿眼镜配合红绿图形，通过红色滤镜只能看到绿色的图形，通过绿色滤镜只能看到红色图形，将这两个图形融像在一起就可以产生立体视觉的效果（图1-5-11）。

也可以直接将立体图放在眼前，运用眼球聚散运动将其融像（图1-5-12），称为自由融像（free fusion）。

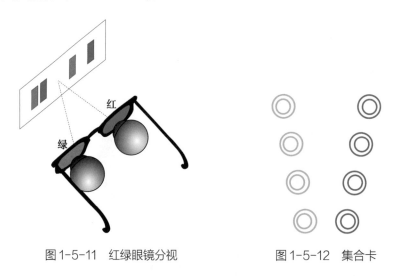

图1-5-11　红绿眼镜分视　　　　　图1-5-12　集合卡

（五）影响立体视觉的因素

1. 立体视力　识别最小的两眼非对应量的能力。识别的量越小，能力越强，立体视力越好，立体视觉越好。

2. 瞳距（pupil distance，PD）　PD越大，立体视觉越好。

3. 观察距离　观察距离越大，立体视觉越弱。

第二章
隐斜视

第一节　隐斜视的发病机制

探讨隐斜视之前，我们先说一下正位。正位全称是正位视（orthophoria），也称正视轴眼，是指当眼球的运动系统完全处于平衡状态时，即使打破融像机制，受检查者的双眼仍能维持正常的位置，即眼球仍能维持两眼视轴平行，不发生偏斜，这种状态称为正位视。正位视是一种理想的平衡状态，实际上，这种理想的平衡状态的眼位是很少见的。根据报告中的数据统计，约为10%左右的人群为正位视。

在正常情况下，具有双眼视觉的人，双眼注视5m以外的目标时，注视线基本是平行的。如果遮盖单眼，破坏双眼视觉，被遮盖的眼睛失去注视物的吸引，便会回到眼球原有的安静位，根据此时的眼位可判断其隐斜视种类。

患者的眼球有偏斜的倾向，但由于有良好的融像机制的控制而仍能维持双眼单视，不会显露偏斜；在融像机制受到干扰时，就出现偏斜，这种潜在的偏斜称为隐斜视（heterophoria）。

如果眼的视轴明显偏斜，而这种偏斜不是双眼融像机制所能克服的，患者无双眼单视，融像机制不健全或完全丧失，这种偏斜称为显斜视（heterotropia）。

脑皮层中枢有将两眼视网膜影像融合的功能，这种功能可以保证双眼单视。在健全的融像机制下，不会也不可能发生显斜视。当融像机制遭到干扰时，两眼物像无法融像，就会出现隐斜视。在这一点上，隐斜视与显斜视无本质区别。隐斜视的融像机制发育完善，并能充分行使它的作用。显斜视的融像机制发育不全或完全丧失，致使两眼视轴分离而出现显斜视。

隐斜视和显斜视之间并没有绝对的界限，多数显斜视病例是由于隐性斜视发展而来的。在间歇性斜视患者中，当融像机制发挥作用的时候，可表现出来隐斜视，而当融像机制失去作用的时候，则表现出来显斜视。绝对的正位视约占全部人群的10%，而90%的人有水平偏斜或者其他类型的偏斜。因此，Duke-Elder 曾有隐斜视是"正常的"，而正位视是"异常"之说。很多学者当时认定是：内隐斜视 $1^\triangle \sim 4^\triangle$，外隐斜视 $1^\triangle$，上隐斜视 $0.5^\triangle$ 以内被认为是正常的。Guibor 主张：在 5m 远注视时，内隐斜视 $<2^\triangle$，外隐斜视 $<2^\triangle$，上隐斜视 $<1^\triangle$；在 33cm 注视检查时，内隐斜视 $<5^\triangle$，外隐斜视 $<6^\triangle$，上隐斜视 $<1^\triangle$ 可以归纳在正常范围内。国内学者对 1 156 名正常视力的青少年做内外隐斜视测定，对其中 992 名做了上隐斜视测定，结果：看远隐斜视范围为内隐斜视 $2.6^\triangle$ 至外隐斜视 $1.7^\triangle$，看近隐斜视范围为内隐斜视 $0.9^\triangle$ 至外隐斜视 $9.5^\triangle$，看远有少许内隐斜视，在 $3^\triangle$ 以内，而看近时则以外隐斜视最多，一般不超过 $9^\triangle$，上隐斜视在 $1^\triangle$ 以下者，占 98%，可见一般患者都没有垂直隐斜视。

眼睑、结膜、眼外肌、肌鞘、韧带、眼眶、眼球的形态和结构都与眼位密切相关。眼球与其附属器必须相对正常而且双侧要基本对称，这样双眼才能正位，眼球运动才能完全协调一致。但是双眼绝对对称几乎是不存在的，因为颜面两侧不是完全对称的。同时，两侧眼眶的内容物也不是绝对一致，又因为眼眶的眶轴与静息位时两眼的视轴都是稍向外分开的，所以要获得两眼单一视，视轴必须轻度集合，以便对抗这个外展力量。因此正位眼极为少见，而隐斜视较多见。

引起隐斜视的病因目前并不完全清楚，但专业领域普遍认为与以下三个方面因素有关。

随着年龄的增长，眼外肌和韧带的弹性减弱以及进行性共济失调，黄斑中心凹位置发生异常所造成的 K 角，都可以使双眼视轴难以维持平行。这种由于单纯解剖因素异常所致的隐斜视，称为解剖性隐斜视（dissection heterpohoria）或静态性隐斜视（static heterophoria）。这种隐斜视可以是共同性，也可以是非共同性隐斜视，在各个不同注视方向，隐斜视的程度也可能不一致。

隐斜视产生的原因与融像功能的强弱有着密切的关系，如果融像功能发育完善，融像范围大，即使有偏斜，也可被融像功能所控制而不显斜视；反之，如果融像功能发育不健全，轻度的平衡失调也会促使融像功能发生困难，双眼单视不稳定而出现视疲劳相关症状。如果融像功能丧失就会出现显斜视。

由于调节与集合的不协调所致的隐斜视称为调节性隐斜视（accommoda-tive heterophoria），又称动态性隐斜视（kinatic heterophoria）、运动性隐斜视。此种隐斜视可见于未经矫正的中度远视眼，从事过多近距离工作的正视眼以及早期老视眼。由于需要加强调节，所以有发展成为内隐斜视的趋势；先天性远视则由于经常看近，从而引发过度的集合，也有发展成内隐斜视的可能。反之，先天性散光或后天性近视因为不需或少需调节，老视眼调节减少，因此集合也减少，易发生外隐斜视。此外，年老体弱、工作紧张、疲劳过度、睡眠不足、烟酒嗜好等情况均能减弱集合而引发外隐斜视。镜片过矫或矫正不足也可导致隐斜视。屈光不正是引起隐斜视的因素，光学透镜对屈光不正的影响同样会引起斜视。远视眼戴矫正眼镜的早期，由于不适应而使调节松弛则产生外隐斜视，近视眼由于戴镜而加强调节而产生内隐斜视。因此，做隐斜视的检查时，凡是屈光不正者应戴矫正眼镜检查，如为新戴眼镜，建议在 4 周后再进行检查，方可得出准确结果。

与眼球运动有关的核上神经病变常引起眼球运动异常。由于眼外肌的神经支配异常所致的隐斜视称为神经源性隐斜视（neurogenic heterophoria）。临床上将这种隐斜视分为两类。一类是核下性隐斜视（upranuclear heterophoria），又称特发性隐斜视。由于下级神经元（即核下或核）受累时产生单条眼外肌功能失常所致的隐斜视，常为非共同性（麻痹性或痉挛性）隐斜视。此种隐斜视多为暂时性，眼外肌功能完全恢复后，则隐斜视消失。若眼外肌功能未完全恢复或因眼外肌和韧带的收缩或增长，隐斜视可转变为恒定性共同性显斜视。这种偏斜并非由某条眼外肌的实际力量减弱或过强所致，而是由于神经肌肉的协调分配不均匀所致，屈光全矫以及训练等方法大多无效，有的需要手术矫正。另一类是核上性隐斜视（supranuclear heterophoria），又称症候性隐斜视、症状性隐斜视。由于是上级神经元（核上）病变所引起的，多为共同性隐斜视，可累及同向运动或异向运动，如果程度轻微则表现为隐斜视。

总之，隐斜视的病因以及发病机制较为复杂，一种隐斜视可以是多种因素所致，但是临床表现上大多相似，因此应该详细检查，明确诊断和采取适当的治疗措施。

第二节　隐斜视的临床表现与分类

一、隐斜视的分类

（一）根据显示的程度分类

1. **显性隐斜视（dominant heterophoria）** 是指用一般消除融像的方法所能查出的隐斜视部分。

2. **隐性隐斜视（recessive heterophoria）** 是指用一般消除融像的方法不能查出的隐斜视部分。因为一般消除融像检查法，均不能消除全部融像，所以未被完全消除的融像所隐蔽的隐斜视部分即为隐性隐斜视。

3. **绝对隐斜视（absolute heterophoria）** 指全部隐斜视。也是隐性隐斜视与显性隐斜视度数之和。

（二）根据眼位偏斜方向分类

1. 水平隐斜视（horizontal heterophoria） 包括内隐斜视和外隐斜视。临床上最多见，一般无眼别之分。

（1）内隐斜视（espohoria）：是指两眼视轴有偏向内侧的倾向，但是可以被融像机制控制，并能维持双眼单视，多见于远视患者。依原因可分为解剖性内隐斜视（dissecitic espohoria）、调节性内隐斜视（accommodative espohoria）和神经源性内隐斜视（neurogenic espohoria）。依临床表现又可以分为集合过度型内隐斜视（convergent excess espohoria）和散开不足型内隐斜视（divergence insufficiency espohoria），前者指看近距离的内隐斜视度大于看远距离的内隐斜视度；后者是指看远距离的内隐斜视度大于看近距离的内隐斜视度。形成内隐斜视的主要原因为动态因素，即调节性和神经性因素，由于静态因素（解剖因素）所致则较为少见。

（2）外隐斜视（exophoria）：是指两眼视轴有偏向外侧的倾向，但是可以被融像机制控制，并能维持双眼单视，多见于近视眼患者，近视眼习惯于少用调节或不用调节故引起的集合不足常发生外隐斜视。依原因可分为解剖性外隐斜视（dissecitic exophoria）、调节性外隐斜视（accomodative exophoria）和神经源性外隐斜视（neurogenic exophoria）。依临床表现又可以分为散开过度型外隐斜视（divergence excess exophoria）和集合不足型外隐斜视（convergent insufficiency exophoria），前者指看远距离的外隐斜视度大于看近距离的外隐斜视度；后者是指看近距离的外隐斜视度大于看远距离的外隐斜视度。解剖性外隐斜视的主要原因以解剖因素为主，因为眼球在解剖位置的时候处于外转状态，如再合并有轻微的集合不足或散开过度的因素，即很容易表现为外隐斜视或外斜视。所以，外隐斜视远较其他隐斜视多见，而且在此基础上发展起来的间歇性外斜视，斜视度也较大，有时候甚至超过 $40^{\triangle}$。近距离的外隐斜视轻度者可因为集合不足引起，多为生理性。在看远处基本正位的远视患者中，70% 有 $2^{\triangle} \sim 7^{\triangle}$ 的外隐斜视。如果融像正常，小于 $9^{\triangle}$ 的外隐斜视无临床重要性。

2. 垂直隐斜视（vertical heterophoria） 包括上隐斜视和下隐斜视。如为非交替性者常有眼别之分。

（1）上隐斜视（hyperophoria）：又称上转隐斜视。指一眼有向上偏斜的倾向，但是有良好的融像机制所控制，一般仍能维持双眼单视者。上隐斜视较为常见，绝大多数病例为单侧性的，即一眼为上隐斜视，另一眼为下隐斜视；个别病例有交替性或双侧性上隐斜视，即遮盖任何眼时，被遮盖眼即向上偏斜，称之为分离性垂直偏斜。临床上仅用上隐斜视一词，其原因主要是肌肉神经的轻度麻痹引起。White（1932）认为98%的上隐斜视是某条或某几条垂直眼外肌麻痹，同时合并拮抗肌与配偶肌的痉挛或过强导致，解剖因素也可以看到。上隐斜视的发病率占隐斜视患者的15%～30%，约有45%的水平隐斜视合并有垂直隐斜视。因垂直性的融像幅度较小，按三棱镜的原理1$^\triangle$上隐斜视可以使物分开较大，故临床上，上隐斜视一般不容易克服而引起症状。但是因垂直性隐斜视度数比较稳定，较水平隐斜视容易用三棱镜矫正，如果水平性隐斜视患者同时还有垂直性隐斜视，则不容易消除斜视而且治疗也比较困难。

上隐斜视根据发病机制分为静态性上隐斜视、麻痹性上隐斜视和痉挛性上隐斜视；根据发病情况可分为单侧性和交替性上隐斜视。

1）静态性上隐斜视（static hyperophoria）：又称解剖性上隐斜视、共同性上隐斜视。由于解剖因素所致的内外直肌附着点高一点或上下直肌的附着点前后不一致所引起的上隐斜视。此外，眼眶不对称，两眼不在同一水平面上或面部发育不对称均可呈现上隐斜视。这种静态性上隐斜视是相对的，可以同等地影响双眼。眼球在第一眼位与不同方向注视时的隐斜视度大致相同。

2）麻痹性上隐斜视（paralytic hyperphoria）：又称神经元性上隐斜视。是由某条上转肌或下转肌不全麻痹所致的上隐斜视。此种上隐斜视不仅在第一眼位时出现垂直性隐斜视，而且根据受累肌的功能，在各不同注视方向，偏斜角度也不一致，此种类型临床上少见。

3）痉挛性上隐斜视（spastic hyperphoria）：由于单侧或双侧下斜肌功

能亢进（多因对侧眼的上直肌或同侧眼的上斜肌不全麻痹）所致的上隐斜视。因此在双眼视觉状态下肌肉麻痹消失，故在第一眼位或向下注视时不发生偏斜，仅在向水平位转动时，内转眼不是平行的内转而是向上转动，此种上隐斜视可变为上显斜视并伴有旋转偏斜。

（2）下隐斜视（hypophoria）：指一眼的视轴有潜在性向下偏斜趋势。在以往的眼科、视光科中多称上隐斜视或上显斜视，而不用下隐斜视和下显斜视的诊断名词，目前主张用下隐斜视或上斜视，尤其在显斜视中多用，这既表示了隐斜视的方向，又说明了注视眼别。下隐斜视可分为单眼下隐斜视、交替性下隐斜视，其病因和临床表现与上隐斜视相同。

3. 旋转隐斜视（cyclophoria） 又称轮转隐斜视、周转隐斜视、回旋隐斜视。指眼球的矢状轴有旋转的趋势，但是被融像机制所控制者。即一眼或两眼的角膜垂直子午线上端潜在性地向鼻侧（内旋）或颞侧（外旋）倾斜，但通过眼外肌（主要是上下斜肌）的努力维持正常双眼视觉。旋转隐斜视依其病因机制分为光学性、调节性和特发性；依其旋转方向分为内旋性隐斜视和外旋性隐斜视。引起旋转隐斜视的主要原因有：屈光因素即斜轴散光、原发性斜肌功能（上下斜肌）或上下直肌功能不足或过强；生理因素，发生在近距离工作中，应用视野的下部分时引起的，两眼的位置是集合加下旋转。集合是由内直肌完成，向下旋转主要是下直肌完成。当这种眼外肌的联合作用得不到有效控制时，就会引起一定程度的旋转隐斜视，但不出现视觉干扰症状，不需要治疗。

（1）内旋转隐斜视（incyclophoria）：又称负旋转隐斜视（minus cyclophoria）。指角膜垂直子午线上端向鼻侧倾斜者。

（2）外旋转隐斜视（excyclophoria）：又称正旋转隐斜视（plus cyclophoria）。指角膜垂直子午线上端向颞侧倾斜者。

（3）光学性旋转隐斜视（optical cyclophoria）：又称屈光旋转隐斜视（refractive cyclophoria）、假性旋转隐斜视（pseudocyclophoria）。指未经矫正的斜轴散光所引起的旋转隐斜视。因为斜轴散光眼视网膜物像产生倾斜，物像倾斜恰好是屈光力最强的子午线方向。为了矫正这一倾斜度，斜肌的功能亢进而产生旋转隐斜视。配戴屈光矫正眼镜后，症状消失。

（4）特发性旋转隐斜视（idopathic cyclophoria）：又称原发性旋转隐斜视（primary cyclophoria），指由神经因素或解剖异常所引起的旋转隐斜视。由于眼外肌附着点的异常、上下斜肌或上下直肌的不全麻痹或亢进，以及伴同的眼球筋膜或节制韧带的异常都能引起单眼旋转隐斜视，称为解剖性旋转隐斜视（dissectic cyclophoria）；单纯由眼外肌本身异常所致者称为肌源性旋转隐斜视（myologic cyclophoria）或又称内在旋转隐斜视（intrinsic cyclophoria）。两眼同名垂直眼外肌麻痹时，由于其垂直成分相互抵消而出现的旋转位称为神经性旋转隐斜视（neurogenic cyclophoria）。多见于脑震荡，当脑部症状恢复后，仍主觉有旋转斜视。

4. 斜向隐斜视　又称多向隐斜视。指同时有一个方向以上偏斜的隐斜视，此型斜视可视为垂直隐斜视合并水平隐斜视或水平隐斜视合并垂直隐斜视，常有眼别之分，可以分为：

（1）内上隐斜视（hyperesophoria）：内隐斜视与上隐斜视合并存在。

（2）外上隐斜视（hyperexophoria）：外隐斜视与上隐斜视合并存在。

（3）内下隐斜视（hypoesophoria）：内隐斜视与下隐斜视合并存在。

（4）外下隐斜视（hypoexophoria）：外隐斜视与下隐斜视合并存在。

（三）根据隐斜视性质分类

1. 共同性隐斜视（concomitant heterophoria）　指两眼偏向一致的隐斜视，无论往任何方向共同注视时，其隐斜视度数不变，可能是大脑高级中枢在形成双眼视觉反射过程中遇到障碍而发生变异，其下级神经元无变化。也可由屈光和体质因素所造成。做遮盖试验时，遮盖任何一眼，两眼运动速度相等。用正切尺、隐斜视计检查左右眼注视所得的隐斜视度数近似相等；复像检查时，各注视方向复像间距相同，矫正治疗效果好。

2. 非共同性隐斜视（incomitant heterophoria） 由于神经肌肉的解剖异常，眼外肌麻痹的早期或轻度眼外肌麻痹所致，两眼眼位偏斜不一致的隐斜视，称为非共同性隐斜视。应用正切尺、马氏杆和隐斜视计检查时，两眼所得的隐斜视度不相同。一眼注视时的隐斜视度大于另一眼注视时隐斜视度，则有较大隐斜视度数的注视眼为麻痹眼。复像检查时，各注视方向之复像距离不相等。麻痹眼的偏斜方向与受累肌的作用方向相反。如看远时的上隐斜视大于看近时的上隐斜视，表示一条垂直肌受累；看近时的上隐斜视大于看远时的上隐斜视，表示一条斜肌受累。常需要手术矫正。

（四）根据发病机制分类

1. 静态性隐斜视 眼的局部解剖不正常以现于眼球运动被结构因素所阻止。

2. 动态性隐斜视 由于屈光异常引起调节与集合不平衡。

3. 神经源性隐斜视 眼外肌的协调由于虚弱、过度兴奋或神经肌肉功能的失调而被打乱。

（五）根据代偿程度分类

1. 代偿性隐斜视（compensatory heterophoria） 隐斜视度能被融像机制所克服，其维持双眼单视功能，无自觉症状者。

2. 非代偿性隐斜视（non-compensatory heterophoria） 又称次代偿性隐斜视。隐斜视度不能被融像机制所克服的，失去双眼单视功能，自觉症状明显。此种隐斜视用遮盖方法即能查出。

（六）其 他 分 类

1. 真性隐斜视（true heterophoria） 指由于一侧大脑半球处于优势状态，神经肌肉的协同力分配不均衡所引起的隐斜视。

2. 假性隐斜视（pseudoheterophoria） 又称假定隐斜视（presumptive heterophoria）。指由于屈光不正（包括单眼屈光不正、屈光参差、散光等）所引起的隐斜视。

3. 等量隐斜视 即各个方向斜视度数相等，其实为共同性隐斜视。

4. 不等隐斜视（anisophoria） 又称隐斜参差。隐斜视程度由于注视方向的不同有所变化，其实为非共同性隐斜视。

二、临床表现

（一）水平隐斜视（horizontal heterophoria）

主要发生在近距离工作时，阅读和书写时间稍久后即感觉字迹模糊不清楚，稍微闭上眼睛休息后可以继续阅读，但是症状不久后再次出现，可伴有严重眼睑沉重，昏昏欲睡，眼痛、恶心等症状，有些患者可以出现睑缘充血以及慢性结膜炎，但是临床上大多数患者往往不容易感觉疲劳，多是由于主导眼黄斑功能已经被抑制的缘故。

1. 内隐斜视（ecophoria） 双眼有向内偏斜的趋势，但被融像机制控制而不显露，称为内隐斜视。内隐斜视主要由于远视性屈光不正或因昏暗照明、屈光间质混浊及其他光学因素导致过度调节，引起过度集合所致。轻度内隐斜视无明显症状；较严重者可有结膜充血、头痛及视疲劳，近距离工作后症状加重，常有眼球持续性向内牵拉感；高度内隐斜视患者立体视觉较差。

临床上，内隐斜视患者视远处物体较久后出现头痛、眼部不适、立体感和定位感缺失，头痛部位不定，休息睡眠后仍然感觉不适，阅读或书写的时候，喜欢近距离，常伴有眼球的不适感，个别患者停止阅读后持久不退。患者很少有复视，但是平常喜欢采取下颌内收位视物以减轻症状，因为这样视物时，眼位可以稍微分开，克服部分内隐斜视。近距离工作会导致集合加强，故 $1^\triangle \sim 2^\triangle$ 的内隐斜视一般不会引起视疲劳的症状。

2. 外隐斜视（exophoria）　眼的视轴有外斜趋势，但能为融像机制控制，以达成双眼单视而不显露偏斜，称为外隐斜视。9$^\triangle$以内的外隐斜视无明显临床症状。部分学者认为外隐斜视是集合中枢张力减退所致。

外隐斜视的临床表现多为眼睛疲劳、头痛，患者经常不断地刺激集合中枢以遏制外隐斜视，致使内直肌及相关协同肌神经紧张。阅读时出现字迹模糊或重叠现象，个别高度外隐斜视患者在阅读时，由于融像机制不能克服外隐斜视而发生复视。

（二）垂直性隐斜视（anisophoria）

一眼视轴有向上偏斜的趋势，较另一眼的视轴高，但这种向上偏斜可以被融像机制所克服，这种隐斜视称为垂直性隐斜视。垂直性隐斜视的病因为一眼的下直肌及上斜肌的功能不全所致，或另一眼上直肌及下斜肌肌力不足。近方视时，物像分离较小，远方物像分离较大，融像机制无法融像，就抑制融像，而当无法抑制时，遂产生复视等症状。

垂直隐斜视的症状较水平隐斜视严重，主要为两眼物像的上下分离所致，且上隐斜视的程度与它所产生的垂直性偏斜程度成正比。正常人一般可耐受1$^\triangle$~2$^\triangle$的上隐斜视。若垂直隐斜视已经超过了垂直融像幅度的三分之一，很容易表现出症状。患者感觉单眼视物较双眼视物清晰而省力。看远处物体较看近处物体或阅读时清晰，看字形成重叠双行，立体感缺乏。无复视但在闭合一眼后，症状减轻，轻度上隐斜视常常有轻度弱视，中度者一般都有弱视，伴有头痛、恶心、呕吐等症状，并常有比较特殊的面容，即上隐斜视眼侧眉毛上挑并有面肌紧张的表情，有抬头纹。头向下斜眼侧倾斜，以便使双眼的上、下物像位于同一水平。伴有麻痹因素者，可有面部回转和下颌位置的改变。

（三）旋转隐斜视（cyclophoria）

旋转隐斜视可引起极度不舒适的感觉，如头痛、恶心、呕吐以及精神障碍，有时候会引起严重的光学障碍，常常感觉有房屋倒塌的感觉，以致不能正常的生活，患者常常有明显的代偿头位以矫正倾斜的影像。

由于斜轴散光未被矫正，在视网膜上成像倾斜，为矫正这一倾斜度，斜肌的功能即亢进，从而产生旋转隐斜视，称为光学性旋转隐斜视；肌肉性或神经性的肌力不平衡，称为特发性旋转隐斜视。

光学性旋转隐斜视在屈光不正矫正后，症状即消失；对于特发性旋转隐斜视的患者，有屈光不正者，矫正后症状可好转。对于高度特发性旋转隐斜视，手术方法更适用。

第三节　隐斜视的检查方法

隐斜视的检查方法总体可以分为主觉检查法和他觉检查法。主觉检查法包括马氏杆法，他觉检查法包括遮盖法和 Von Graefe 法。

一、遮盖法

遮盖法（cover test）属于他觉眼位检查法，分为遮盖 – 去遮盖与交替遮盖法。

（一）检 查 原 理

由于一眼遮盖后，完全破坏了两眼视功能，特别是融像，被检查者眼位偏斜就会显现出来。

（二）检 查 方 法

1. **遮盖 – 去遮盖**　把一眼完全遮盖后，融像彻底破坏，可以判断显斜视的有无。如果外观上无明显眼位偏斜或难以判断有无显斜视，可用下述方法判断。

方法：令被检者两眼注视远方或近方的注视目标，遮盖单眼，去除遮盖后，观察两眼同时运动，或一眼运动还是两眼都不动，根据眼睛运动表现，可有下列四种情况。

（1）无论遮盖左眼或右眼，去除遮盖后两眼都不动者为正位视。（原因：遮盖法排除了外界物体对双眼视觉的吸引之后，两眼仍能保持肌力平衡。）

（2）未遮盖的眼一直保持向目标注视，另一眼当遮盖时偏斜，去除遮盖时又转向注视目标。其后两眼交替遮盖，表现相同者为外隐斜视。（原因：当遮盖时排除了外界物体对双眼的吸引，被遮盖眼即把隐藏的眼肌不平衡显露出来，而当遮盖除去时，由于外界物体的吸引，马上又恢复了正常眼位。）

区分交替性斜视与固定性斜视，开始遮盖一眼，在去遮盖瞬间，观察未遮盖眼的移动方向。

（3）检查左眼，双眼同时睁开，遮盖被检者右眼。在遮盖右眼的瞬间注意观察左眼的运动情况。如果左眼没有运动，表示在双眼同时注视视标时左眼的方向就是注视方向。

（4）检查右眼，双眼同时睁开，遮盖被检者左眼。在遮盖左眼的瞬间注意观察右眼的运动情况。如果右眼没有运动，表示在双眼同时注视视标时右眼的方向就是注视方向。

在步骤（3）中，右眼遮盖时左眼移动了，去遮盖右眼，同时观察左眼。如果去遮盖右眼瞬间，左眼没有移动，则被检者为交替性斜视；如果去遮盖右眼瞬间，左眼移动了，则被检者为固定性左眼斜视。

在步骤（3）中，右眼遮盖时左眼没有移动，在步骤（4）中左眼遮盖时右眼移动了，则去遮盖左眼，同时观察右眼移动情况。如果去遮盖左眼瞬间，右眼没有移动，则被检者为交替性斜视；如果去遮盖左眼瞬间，右眼移动了，则被检者为固定性右眼斜视。

2. 交替遮盖法　这种检查法主要用于隐斜视或显斜视的程度的测定及

其种类的判断。与遮盖－去遮盖法相比，交替遮盖法更适用于测定斜视的程度，原因在于交替遮盖法可以更好地破坏融像功能。

具体检查方法：

（1）让被检者注视目标并保持视标清晰。

（2）遮盖右眼2～3s，迅速移动遮盖片至左眼，观察去遮盖瞬间右眼的移动方向。

（3）遮盖左眼2～3s，迅速移动遮盖片至右眼，观察去遮盖瞬间左眼的移动方向。

（4）重复步骤（2）和步骤（3）多次。

此项检查的注意事项有两点：

（1）被检查者要有正常的黄斑注视能力。

（2）一定要维持被检查者在检查过程中的调节，调节的介入会引起调节性聚散，因此眼位较难把握。

二、马氏杆法

马氏杆法（Maddox rod test）属于主觉检查法，由许多细小杆状透明的玻璃棒组成，具有很强的屈折力量，点光源通过马氏杆片可呈一直线，直线方向与马氏杆片放置的方向相互垂直。

检查原理：左右眼视网膜成完全不同性质的像，以破坏融像功能，达到检查眼位的目的。

（1）水平眼位的检查：水平马氏杆片放置在右眼前，得到一条竖线；对侧眼前放置点光源（图2-3-1）。

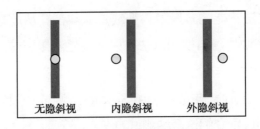

图 2-3-1　水平眼位的检查

（2）垂直眼位的检查：竖直马氏杆片放置在左眼前，得到一条横线；对侧眼前放置点光源（图 2-3-2）。

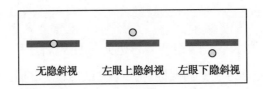

图 2-3-2　垂直眼位的检查

马氏杆片分为白色与红色两种，红色破坏融像的效果更强，但结果易偏向内斜方向。

近方斜位测定时，一般不用马氏杆片，因为点光源接近眼前易产生调节，调节一旦介入，会引起调节性集合，继而影响眼位。

使用马氏杆片，两眼成完全不同的像，妨碍感觉性融像，但无论两眼物像差别有多大，要将点线合在一起的运动性融像也会产生。因此必须与遮盖法联合使用，遮蔽时间 1s 为宜。去除遮蔽后，询问被检查者"点线"位置关系。如果超过 3s 还不能回答，则必须再次检查。

三、Von Graefe法

Von Graefe 法是一种主觉测斜视的方法，属于分离性（dissociation）斜视检测法，要使用综合验光仪上的旋转棱镜来进行，用棱镜将单个视标分离成两个，打破双眼融像（fusion）功能，要先测视远眼位后再测视近眼位，能确定双眼偏离（deviation）的方向和量。

Von Graefe 法不能区分是隐斜视或是显斜视，从严格上来说，棱镜分离斜视测量法不能说是隐斜视测量法，只能说是测量眼位的方法，在记录时也只能记下眼位的方向与量，而不能记录是否有隐斜视。所以我们要用前面所说的一些方法来鉴别隐斜视。Von Graefe 法测试一般分为远眼位测试与近眼位测试。下面分别介绍这两种测试方法：

（一）Von Graefe法检测远距水平斜视

1. 主要测量视远（5m）注视时，双眼融像破坏后双眼视觉轴的水平相对位置量。

2. 综合验光仪水平、瞳距调节，远方视屈光矫正后，做棱镜分离测试时，一般用投影仪内的单个的视标，大小为最佳视力的上一行，再用综合验光仪上的旋转棱镜，将旋转棱镜摆到患者的注视孔前，调整棱镜时请患者将双眼闭上，至于哪只眼睛加什么棱镜，建议以主导眼为分离镜，另一只眼为测量镜，下面就以左眼为主导眼为例：右眼前放置 $12^{\triangle}$ BI，左眼前放置 $6^{\triangle}$ BU，此时右眼 $12^{\triangle}$ BI 作为测量镜，左眼 $6^{\triangle}$ BU 作为分离镜。

3. 请患者将双眼睁开，问他看到多少个视标，它们的相互位置关系，此时应该看到两个视标，一个在右上方，一个在左下方（图 2-3-3）。

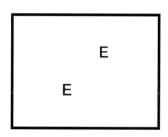

图 2-3-3 Von Graefe 法

（1）如果患者报告只看到一个视标，检查一下是否一眼有遮盖或有什么遮挡了患者一眼的视线。

（2）如没有遮盖物挡视线，还是只看到一个视标，疑似存在单眼抑制，可加红色滤光片增加对比度，防止大脑抑制一只眼睛。

（3）如果患者报告看到两个视标，但是一个在左上，一个在右下，这时应增加右眼前的棱镜度数至一个视标在右上，一个在左下。

（4）以 $2^{\triangle}$/s 的速度减少右眼 $12^{\triangle}$BI，直至患者报告两个视标在垂直线对直。记录此时的棱镜底方向和度数（图2-3-4）。

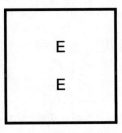

图 2-3-4　棱镜补偿眼位的视觉效果

（5）继续以同样方向转动棱镜直至患者又看到两个视标：一个在左上一个在右下。

（6）然后以反方向转动棱镜直至又将两个视标对直，记录此时的棱镜底方向和度数，两次所测量出的棱镜的平均值为远眼位值。

（7）记录方法为：

正位视：即小于 $1^{\triangle}$ 的眼位的眼睛，一般写为：远正位视。

外斜视：即 BI 棱镜的眼睛，一般写为：远 EXO $5^{\triangle}$或远 $-5^{\triangle}$。

内斜视：即 BO 棱镜的眼睛，一般写为：远 ESO $5^{\triangle}$或远 $+5^{\triangle}$。

（二）Von Graefe法检测近距水平斜视

1. 主要测量视近（40cm）注视时，双眼融像破坏后双眼视觉轴的水平相对位置量。该方法还可用于测量梯度法 AC/A 值。

2. 综合验光仪水平、近用瞳距，屈光矫正后（老视也要先做矫正），用近距视力表，最好为单一近用视标，以患者最佳视力上一行为视标，再用综合验光仪上的旋转棱镜，其他操作方法与视远时眼位测试一样，测试出一个平均值，此值就是近眼位值。

3. 记录方法为：

外斜视：即 BI 棱镜的眼睛，一般写为：近 EXO 5$^\triangle$或者近 -5$^\triangle$。

内斜视：即 BO 棱镜的眼睛，一般写为：近 ESO（或正号表示）5$^\triangle$或近 +5$^\triangle$。

（三）Von Graefe法检测远距垂直斜视

1. 主要测量视远（5m）注视时，双眼融像破坏后双眼视觉轴的垂直相对位置量。

2. 综合验光仪水平、瞳距调节，远方视屈光矫正后，做 Von Graefe 法测试时，一般用投影仪内的单个 0.8 的视标（或是最佳视力的上一行），再用综合验光仪上的旋转棱镜，将旋转棱镜摆到患者的注视孔前，调整棱镜时请患者将双眼闭上，至于哪只眼睛加什么棱镜，一般建议以主导眼为分离镜，另一只眼为测量镜，下面就以左眼为主导眼为例：右眼前放置 6$^\triangle$BU，左眼前放置 12$^\triangle$BI，此时右眼 6$^\triangle$BU 作为上下测量镜，左眼 12$^\triangle$BI 作为左右分离镜。

3. 请患者将双眼睁开，问他看到多少个视标，它们的相互位置关系，此时应该看到两个视标，一个在右下方，一个在左上方。

（1）如果患者报告只看到一个视标，检查一下是否一眼有遮盖或有什么遮挡了患者一眼的视线。

（2）如没有遮盖物挡视线，还是只看到一个视标，疑似存在单眼抑制，可加红色滤光片增加对比度，防止大脑抑制一只眼睛。

（3）如果患者报告看到两个视标，但是一个在左下，一个在右上，这时请增加左眼前的棱镜度数至一个视标在右下，一个在左上。

（4）以 $2^{\triangle}$/s 的速度减少左眼 $12^{\triangle}$，直至患者报告两个视标在水平对直。记录此时的棱镜底方向和度数。

（5）继续以同样方向转动棱镜直至患者又看到两个视标：一个在左下，一个在右上。

（6）然后以反方向转动棱镜直至又将两个视标水平对齐，记录此时的棱镜底方向和度数，两次所测量出的棱镜的平均值为远眼位值。

（7）记录方法为：正位视，即小于 1 个棱镜的眼位的眼睛，一般写为远正位，临床上一般上、下斜视量大多很小。

（四）Von Graefe法检测近距垂直隐斜视

测量方法同上，注意将数值调整为近用的处方，如患者有老视，需要戴用老视的度数。

第四节　隐斜视的治疗

轻度的隐斜视一般不会引起症状，但当程度加重时，可能会引起视疲劳症状，甚至更严重的表现。此时就需要对隐斜视加以治疗。

一、内隐斜视的治疗

首先就是要进行屈光矫正，如有远视应该充分矫正以减轻调节和集合，如不能接受全矫时，远视、散光和屈光参差者也应该尽量矫正以获得较好的视力，有远视者应适当欠矫以获得较好的视力，因为提高视力可以提高和促进双眼视觉以及融像反射，对治疗内隐斜视也可以起到作用，对高 AC/A 值的内隐斜视病人需要配戴双光眼镜或渐进多焦点眼镜。

某些症状明显的病人，特别是中、老年人，可以配戴三棱镜矫正部分内隐斜视以减轻症状。青少年患者不建议使用此法治疗。

总的来说，针对内隐斜视患者，可以进行适当的屈光矫正，戴镜可使调节与聚散重新建立新的相互平衡的关系。同时通过改变工作环境，减少近距离工作，从而减轻症状。也有通过三棱镜治疗的方法，但是使用 BO（底朝外）三棱镜只能减轻症状，不能治愈。为了使患者更舒适地近距离工作，可矫正 1/3～1/2 隐斜视量，可使剩余聚散与调节匹配。

由解剖因素所引起的内隐斜视可行手术矫正，手术的原则是看远的内隐斜视大于看近的内隐斜视，两眼做外直肌缩短；看近内隐斜视大于看远内隐斜视，两眼做内直肌退后。内直肌每退后 1mm 大致可以矫正 $4^\triangle \sim 6^\triangle$，外直肌可以矫正 $3^\triangle \sim 4^\triangle$，如果双眼存在问题一般先行一眼手术，手术后再测定患者的隐斜视度，剩余的度数结合患者主觉症状，再考虑适时做另眼手术，有相当多的患者做一眼的手术后症状消失。

在以上治疗的同时，消除精神紧张，烟酒、咖啡、浓茶有兴奋作用，应限制，为减轻精神紧张应注意劳逸结合，要有充分的睡眠。

二、外隐斜视的治疗

首先进行屈光不正，对于青少年做睫状肌麻痹后验光，如有近视应该完全矫正以加强调节，对消除外隐斜视有较好的作用，如有散光应该矫正，提高视力增加融像性集合，对消除外隐斜视有帮助。

青少年患者应进行集合训练，可以用同视机做集合性的融像练习，每日两次，每次 15～20min，也可以让患者做笔尖运动。中、老年人患者可以配戴三棱镜，其度数为隐斜视的一半左右，分配在两眼上。

对于保守治疗效果不明显的患者，考虑手术矫正，手术原则是看远的外隐斜视大于看近的外斜患者，做两眼外直肌后退，看近外隐斜视大于看远时做两眼内直肌缩短手术。外直肌每退后 1mm，大致矫正 $3^{\triangle}\sim4^{\triangle}$，波动范围为 $2^{\triangle}$ 左右。内直肌缩短 1mm，大致矫正 $3^{\triangle}\sim5^{\triangle}$，波动范围约为 $2^{\triangle}$。

同时治疗全身疾病，加强体育锻炼，康复后症状会减轻甚至消失。

三、垂直隐斜视的治疗

$10^{\triangle}$ 以内可以用三棱镜矫正，配戴三棱镜应该先确定患者的注视眼，如为健眼注视，可矫正第一斜视角上的上隐斜视度数。如果上转肌受累，只需要低度矫正，因为用上方视野的机会较少，如果为下转肌受累引起的上隐斜视，则要完全矫正，则对下方的阅读书写有益。虽然三棱镜矫正上隐斜视效果好，但也有很多缺点，如三棱镜较厚，重量增加、视物变形和色散等缺点，目前也可以采用高分子贴的膜状三棱镜，可在不同视野贴不同度数的压贴三棱镜。

对于上隐斜视度数超过 $10^{\triangle}$ 或戴三棱镜后度数逐渐增加应该考虑手术治疗。手术的原则是在非注视眼上做手术。如为健眼注视首先减弱受累眼的拮抗肌，如为患眼注视，首先做受累肌的配偶肌减弱术。一般上下直肌每缩短 1mm 或退后 1mm 大致可以矫正 $3^{\triangle}\sim5^{\triangle}$，波动范围约为 $2^{\triangle}$。上斜肌减弱术可做单纯鞘内断腱，如正前方 $5^{\triangle}\sim10^{\triangle}$ 的斜位做单纯断腱即可，如矫正前方 $10^{\triangle}\sim15^{\triangle}$ 的斜位也可做上斜肌切除 3～4mm。下斜肌减弱术可做退后，如正前方 $10^{\triangle}$ 可退后 5～7mm，如正前方 $10^{\triangle}\sim15^{\triangle}$ 的斜位量可退后 6～8mm。但是要根据上下斜肌的强弱灵活掌握。

四、旋转隐斜视的治疗

对于光学旋转隐斜视必须散瞳验光，配戴标准斜轴散光的眼镜。对于轻度的旋转隐斜视使用正位训练矫正可以获得一定的效果。多用同视机训练方法，目的是增加其旋转融像力以克服物像之倾斜。

第三章
调节功能

在日常生活中，尤其在精细的工作和学习中，所有要看的物体都在距离眼睛较近的地方，这些近处物体发出的光线都是散开的，如果眼睛不改变原有的屈光状态，物像就会落在视网膜后，在视网膜上形成不清晰的像。人眼不能像软体动物一样，加长眼球的前后轴使视网膜后移；也不能像某些鸟类，用增加角膜弯曲度的办法使光线的集合能力加大；更不能像鱼类，用晶状体前后移动的办法使物像前移。为了看清楚远、近不同距离的物体，把物像从视网膜后面移到上方，人眼是通过增加晶状体屈光力的办法，来完成看近处物体的。这种为了看清近距离的目标，通过眼内肌肉即睫状肌的收缩并向前滑行，悬韧带松弛，使眼内晶状体弯曲度增加，从而增强晶状体的屈光力，使近距离物体在视网膜上形成清晰图像的功能称为调节（accommodation）。

第一节 相 对 调 节

在双眼注视状态下，双眼聚散保持不变的条件下，调节增加或减小的能力，称为正或负相对调节（relative accommodation）。在正或负相对调节的研究中，最终目的是为了看东西时保持舒适的感觉，并能持续用眼。因此正相对调节要尽量大一些，最低限度也要和负相对调节相等。当正相对调节较大的时候，眼睛相应的会有大量的调节富余，因而感觉舒适。相反，如果正相对调节较小，患者就要经常使用很大的努力，才能维持正常的工作，因而易于引起睫状肌的紧张和疲劳，临床上表现为眼紧张和视疲劳。正或负相对调节的测定有助于双眼视觉的分析，同时也是精确老视患者下加光的方法之一。

另外，调节的变化会引起调节性聚散的改变。两眼注视物体，若产生了与此不相应的调节，由此产生的调节性聚散也会出现不足或过剩。双眼为了维持单一视，融像性聚散就会参与其中。可见，对于一定距离的注视目标，虽然两眼视线的角度保持一致，但伴随着调节的变化，各聚散之间也在发生变化，主要是调节性和融像性聚散。

一、正相对调节

正相对调节（positive relative accommodation，PRA）是指在集合保持固定的情况下，能调动的最大调节量，即在远距矫正的基础上加负镜至模糊，所增加的负镜量为正相对调节量。

正相对调节的检查应在屈光全矫状态下进行，双眼同时加入负球镜直至模糊，此时负球镜量为正相对调节大小。双眼同时加入负球镜至视物模糊，此时晶状体膨胀，做正调节，调节性聚散增大使眼球内转，注视物在非对应点处成像诱发复视，此时融像性聚散（负）参与，补正眼位，维持单一视。产生模糊是因为当加入负球镜后，会逐渐产生调节，加至调节到达极限时，就会出现模糊。产生复视是因为当负球镜加到一定程度时，负融像性聚散到达极限，若再继续加负球镜，则引起的调节性聚散就造成复视。

二、负相对调节

负相对调节（negative relative accommodation，NRA）是指在双眼付出一定量的调节和集合的基础上，保持集合不变，能放松的最大调节量，即在全矫的基础上加正镜至模糊，所增加的正镜量为负相对调节量。

负相对调节的检查应在屈光全矫状态下进行，双眼同时加入正球镜直至模糊，此时正球镜量为负相对调节大小。负相对调节的检查要在聚散一定的条件下进行。双眼同时加入正球镜，这时晶状体弛缓（负调节），调节性聚散减弱使眼球外转，注视物在非对应点处结像从而产生复视倾向，正融像性聚散参与进来，维持单一视。

负相对调节（NRA）与正融像性聚散（PFC）、调节机能的强弱成正比。融像性聚散（FC）的大小、自身调节机能的强弱、眼位偏斜方向及程度、AC/A、焦深（与瞳孔大小有关：瞳孔越小，焦深越大，则调节反应越小，调节滞后越大）都会影响相对调节。

第二节　调节灵活度

调节灵活度（accommodative facility）反映眼睛控制调节状态的能力，也是评价眼睛平稳有效地改变调节量的检查指标。临床通过测量在 1min 内，人眼有效改变调节量的次数来反映调节灵活度的好坏。

一、调节灵活度的概述

正常调节灵活度，能使人眼在改变注视距离时，迅速获得清晰的视网膜像。调节灵活度的降低主要表现为患者对调节刺激不断变化时的调节反应异常、调节反应的潜伏期与速度异常，临床上比较注重调节幅度的检查，从而忽略了调节灵活度的检查。事实上，调节幅度正常的患者，也有可能有动态的调节反应异常，即调节灵活度下降。

通过调节灵活度的测量可以有效地判断调节和集合功能有无异常。许多研究结果认为，如果双眼的调节灵活度值低于 8cpm 或者单眼的调节灵活度值低于 11cpm 为异常（用 ±2.00D 的蝴蝶镜，也称翻转镜，刺激目标的距离为 40cm）。

二、调节灵活度的测定方法

临床检查方法有远近交替注视法（far-near alternate fixation method）和翻转镜法（flipper bar method）。翻转镜法操作简便快捷，临床广泛使用。

翻转镜法是采用 ±2.00D 翻转拍（flipper 拍）进行检查，测量每一分钟的循环次数，其单位为 cpm。调节灵活度代表了调节能力、速度、持久力，在无法进行 NRA、PRA 检查或者低龄儿童不合作的情况下可快速估测调节是否正常（调节紧张或放松异常）。

1. 被检者戴屈光不正全矫眼镜，右眼处于睁开状态，左眼关闭。注视 40cm 处的 0.6 近视标检查卡。

2. 检查者将 ±2.00D 翻转拍镜片的正镜片置于被检者右眼前，嘱被检者注视近视标检查卡字母，当被检者报告视标变清晰时，检查者立即将负镜片翻转至被检者眼前，待被检者报告视标变清晰时再立即翻转镜片。记录一分钟被检者看清视标的循环次数（看清 +2.00D 和 −2.00D 为一个周期）。

3. 左眼调节灵活度的检查与右眼相同，而后进行双眼调节灵活度的检查。

4. 双眼调节灵活度的检查与单眼调节灵活度的检查方法基本相同，只需将两眼都睁开即可。

5. 双眼调节灵活度测量过程中为了避免被检者有单眼抑制现象的发生，检查时可使用偏振镜片。测量时被检者戴上偏振眼镜，若其只能看到两列视标说明被检者有单眼抑制，需在记录中标明。

远近交替注视法是让被检者从远到近和从近到远交替注视远近视标，通过交替的次数和质量来评估调节灵活度（图 3-2-1）。

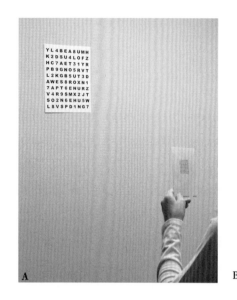
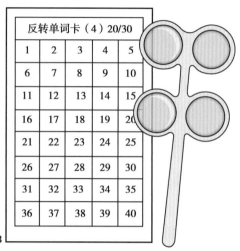

图 3-2-1　调节灵活度测定法示意图（A）及所用设备（B）

翻转镜法通过使用翻转拍来评估调节的灵活度（表 3-2-1）。

表 3-2-1　各年龄段调节灵活度的标准值

年龄	标准值（双眼）	标准值（单眼）
6 岁	3.0cpm	5.5cpm
7 岁	3.5cpm	6.5cpm
8~12 岁	5.0cpm	7.0cpm
13~30 岁	8.0cpm	11.0cpm
30~40 岁	9.0cpm	12.0cpm

　　由于常规检查过程是在双眼视觉状态下进行的，因此调节和集合的异常都将对调节灵活度结果产生影响。临床上，如果双眼测试的结果正常，往往意味着在这两方面的功能都正常；如果患者不能通过双眼测试则应进行单眼测试。如果单眼测试也不通过，则可以肯定有调节问题；如果通过了单眼测试，则往往说明患者是双眼视觉异常。

第三节 调节反应

注视眼前一定距离的点，眼睛实际所用的调节量称为调节反应（accommodative response）。理论上调节反应与调节刺激相等，但实际并非如此。调节反应大于、等于、小于调节刺激的情况均会出现，其中调节反应小于调节刺激的情况占主要。调节反应由调节刺激所引发。调节刺激到达角膜，经眼屈光系统和眼的视觉传导系统，到达大脑枕叶皮质的视觉中枢。这个视觉刺激传到大脑中的控制调节中枢后，调节中枢做出必要的调节命令给睫状肌，再通过晶状体的屈光力变化进行调节。

调节刺激与调节反应之间的差异称为调节滞后（lag of accommodation）或者调节超前（lead of accommodation）。调节滞后的大小与眼的焦深有关。瞳孔越小，焦深越大，调节滞后越大。调节的目的是让视网膜上成清晰的像。但调节滞后或超前的存在表明视网膜上可以允许一定程度的模糊存在。

调节反应的测定是检查调节功能的必要内容。调节刺激与调节反应的差，并非是固定不变的，调节刺激越强，调节反应越大。例如：相同距离下看 1.0 和 0.1 视标，1.0 视标所引起的调节反应大。

调节反应的测定因调节刺激的变动而较难检查，因此必须在一定条件下进行检查。首先，眼前装用交叉柱镜（负轴位于 90°），造成人工混合散光，这样可以减少调节反应的量；使用十字视标，使调节反应不发生变动；测定时使用低照度，可以抑制调节反应。

对于调节不稳定者，使用雾视法（正球镜）进行检查，抑制调节反应；两眼视状态下会产生调节性聚散，因此应结合单眼遮盖法，防止调节性聚散。

一、检查原理

1. 近用 40cm 距离装用十字视标。若为无调节状态，则产生视标的模糊。装用交叉柱镜后会出现横竖线全模糊或横线稍清楚。

2. 当十字视标中，横竖线都清晰时，也就是最小弥散圆刚好在视网膜位置时。这种情况说明眼前 40cm 调节刺激，引起 2.50D 调节反应，即调节滞后为零。

3. 大多数场合下，横线较清楚。说明引起的调节反应不足，即调节反应小于调节刺激。此时若加入一定度数的正球镜，可使横竖线清晰度相等，则所加入的度数即为调节滞后的值。

4. 有时也会出现竖线清晰的情况，说明引起的调节反应超出了调节刺激，即调节反应大于调节刺激。此时，若加入一定度数的负球镜，可使横竖线清晰度相同，则加入的度数也就是调节过度值。

二、操作步骤

1. 屈光完全矫正条件下测定。

2. 使用十字视标与 ±0.50D 交叉柱镜。

3. 选用近用 PD，降低视标照度。

4. 测定调节反应值。

若左右眼调节反应值相差 0.50D 以上，请注意以下事项：

1. 主觉屈光检查平衡试验是否正确。

2. 散光是否完全矫正。

3. 若以上两项均正常，可以考虑左右眼调节不平衡。

单眼调节滞后值大于双眼调节滞后值，原因在于单眼调节反应（只有调节）小于双眼调节反应（还有聚散引起的调节）。

三、调节滞后的图表分析

见图 3-3-1。

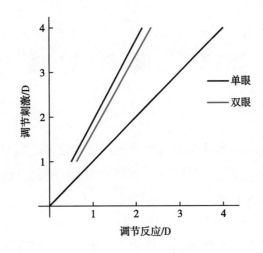

图 3-3-1　调节滞后

图表构成：纵轴为调节刺激值，横轴为调节反应，基准线（调节刺激 = 调节反应）

四、调节滞后的应用

1. 屈光矫正的确认

例：一患者调节滞后值为右眼 +1.00D；左眼 +0.25D。

分析：40cm 时，左眼调节滞后小，调节反应大，很可能左眼近视过矫或远视欠矫。

例：若散光未完全矫正，则十字视标判读不准。

2. 调节机制是否正常的确认 正常情况下，两眼调节几乎相同，所以在同等条件下，两眼调节滞后值也几乎是相同的。

双眼调节滞后允许误差为 0.25D。

调节滞后的检查方法中，临床上还可以使用动态检影法（MEM），该方法是患者在预先调节的状态下，进行检影验光，仍然按照顺加正镜，逆加负镜，加入正负球镜，此时加入的球镜量即为调节滞后或超前的量。

第四节　调节幅度

调节幅度即指注视远点与注视近点的屈光力之差，以屈光度表示，测试方法有推进法、负镜片法，另外还可以按照年龄从 Donder 表查出和根据 Hofstetter 公式计算求得。

调节是视光学中非常重要的一个概念，老视、近视的发生，视疲劳、斜视以及弱视等都与它有很大的关联，它的好坏能够直接决定患者眼睛的功能状态，因此它的检测在临床上显得非常重要。近年来调节功能的测定临床上出现很多方法，测量的参数主要表现为调节幅度、调节反应、调节灵活度、相对调节的测定。其中调节幅度（amplitude of accommodation）是反映调节功能最重要的指标。

通常采用推进法测定。推进法所用的调节视标很多，有的用近视力表的视标，因为视标变模糊时不易分辨，现已不采用。1864 年 Donders 提出了毛发视觉测定尺，它是用一根毛发代替线条，慢慢向眼球移动，直到看不清楚为止。现在通常用的是 Duance 在 1909 年所设计的。这种视标为一条长3mm，宽 0.2mm 的黑线条，刻画在一个 40mm×12.5mm 的白板上（或画一张白纸），把白板镶在一块无反光的黑色木板上，作为视标的背景。把上面的视标板由远向近慢慢移动，直至视标看不清楚，再向后稍微移动能看清楚时，测定视标至角膜前顶点（实际应是以角膜后1.35mm的主点计算）之间的距离，以其倒数作为调节幅度。如从眼镜平面至视标间距离的倒数所求的屈光度为眼镜调节度。眼镜平面是从主点向前15mm为准。例如对于近视眼，一眼的调节幅度为10.00D，而镜眼距较近时，眼镜与主点之间的距离为8.5mm，则调节力为11.8D，即此例中眼的调节较戴镜调节之差为1.80D。此差随着调节力的降低而减少。

调节幅度的测定，要进行单眼和双眼的检测。一般来说，双眼要比单眼约多0.50D。为了避免测的结果太近或者太远所带来的不便，在测定年轻人的时候，可以在眼前加上 −3.00D 或 −4.00D 的镜片；测定高远视度数的时候，要在眼前加上适度的凸透镜片。待测定后，把所加的部分减去。

当测定儿童的时候，应不停地让儿童读出视标，以确定模糊点。一种改良的方法是移远法（pull-away method），将字标非常贴近被检眼使之不辨认，然后逐渐移远，直至被检查者能读出了字标，该距离为近点距离（图3-4-1）。

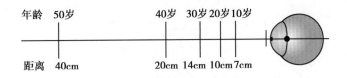

图 3-4-1　各年龄段正常近点距离

还可以采用负镜片法（minus to blur and plus to blur），这种方法是通过眼前增加负镜来刺激调节，逐渐增加 −0.25D 的镜片直至患者模糊，即试验结束，附加负球镜量的绝对值加上注视距离的倒数为调节幅度。该方法为"阶梯"性，随着负镜片度数的增加，字标逐渐缩小，改进方法是随着度数的增大选用大一些的视标。

如果患者的集合不稳定，可令其注视自己的手指，作为注视视标，检影镜随手指的远近运动进行检查，观察影动是否始终保持中和状态。此法在测定调节时，还可同时比较两眼调节有无差别。此外测定睫状肌麻痹后剩余调节的度数，并且可以鉴别是真性近视还是假性近视。

另外，还有 Donder 表作为参考（表 3-4-1）。

表 3-4-1　Donder 参考值

年龄 / 岁	近点 /cm	调节幅度 /D
10	7	14
20	10	10
30	14	7
40	22	4.5
50	40	2.5
60	100	1

Hofstetter 在 20 世纪 50 年代，经过大量临床实验统计，提出年龄与调节幅度关系的经验公式：最小调节幅度 =15−0.25× 年龄；平均调节幅度 =18.5−0.30× 年龄；最大调节幅度 =25−0.40× 年龄。

第四章
聚散

当注视近物时，眼睛不但要调节，而且两眼的视轴也要转向内侧，以使两眼同时注视一物，在一定范围内，物体距眼睛越近，眼球的内转程度越大，这种现象称为聚散（convergence）。聚散分为自主性和非自主性两种。自主性聚散是指可随意使两眼向鼻侧集合，可通过训练的方法使之加强。非自主性聚散与调节紧密相联，称为联合运动。

第一节　概　　述

一、眼的安静位

在介绍聚散之前，我们有必要先了解眼的几种静息位，才能更好地探讨眼睛在做聚散动作时的眼位变化。

神经系统对眼肌的支配彻底消除时的眼位，称为解剖学静息眼位。这种眼位状态发生在死后，呈外上方：外方 $10° \sim 20°$，上方 $10°$。

生理性静息眼位是指控制眼机能的肌肉从神经性紧张中完全解放出来。此眼位状态发生在深度睡眠或麻醉中，这时所有共同作用于眼球的眼外肌作用最小，并且各肌肉的紧张度均处于平衡状态，即除去了所有肌肉及神经的活动性刺激的眼位状态。这种眼位是不可能测定的，因在生理状态下，任何试验都要导致对眼的刺激，而引起眼肌张力。

融像除去眼位是指除去融像刺激作用后，使两眼分开活动时，两眼所处的位置。例如遮蔽单眼时的眼位。

功能性双眼视觉眼位是指两眼同时看外界物体时，双眼在日常活动中所表现的各种眼位。即被检查者两眼看正前方无限远处物体时的眼球位置，这种最初的眼的功能位置，称为功能性双眼视觉位置。眼肌功能正常者，处于这种状态下，两眼视轴平行。

二、聚散的分类

眼睛从某一眼位移动到另一眼位时，需要聚散的参与。由于聚散与调节、融像密切相关，因此聚散也包括几种类型。

1. **张力性聚散（tonic convergence）** 是指双眼从解剖静息位向生理静息位的移动，从解剖角度来看，双眼位置散开，是张力性聚散使双眼相对位置接近，而转变成生理静息位。

2. **融像性聚散（fusional convergence，FC）** 由融像刺激引起的聚散称为融像性聚散。出现复视状态的两个视网膜像便是融像刺激。左右眼送到视觉中枢的视情报如果出现允许范围内的像的偏差，作为融像刺激送到大脑中的有关聚散的中枢，便会引起融像性聚散。例如在右眼前放置 BO 三棱镜，则视网膜像就会向黄斑中心凹颞侧偏移，右眼要重新看注视物就要向鼻侧转动，此运动即为融像性聚散运动。融像性聚散易受多种因素影响，例如眼疲劳、药物等。

3. **调节性聚散（accommodative convergence，AC）** 由调节引起的聚散。

4. 近感性聚散（directional convergence） 物体接近时所诱发的聚散称为近感性聚散。例如在使用显微镜等光学器械的场合下，常常发生近感性聚散，因此也称为器械性聚散。

以上四种聚散中，远见时有张力性和融像性聚散参与。远视欠矫正、近视过矫正时会产生调节性聚散。通常，紧张性聚散的过度（内斜）或不足（外斜），融像性聚散就会补正，从而引起视疲劳症状。如果融像性聚散不足以补正紧张性聚散的过度或不足，便会产生斜视。

近见时四种聚散全部参与，张力性、调节性、近感性聚散决定近见眼位，融像性聚散起维持眼位的作用。近感性聚散还可以补正调节性聚散的过度或不足。

第二节　调节性聚散与调节的比值（AC/A）

一、AC/A的定义

临床上通常用 AC/A 来指代调节性聚散与调节的比值。其中 AC 是调节性聚散的英文缩写（accommodative convergence，AC），A 是调节 accommodation 的英文首字母。AC/A 是指当双眼调节时，聚散量联动而发生改变。过度的调节可以引起过度的聚散，过度的聚散也可以成为内隐斜视的诱因。AC/A 反映的是每 1D 的调节所引起的调节性聚散的量。AC/A 的单位用 $^\triangle$/D 表示，正常值为 $3^\triangle \sim 5^\triangle$/D。

二、AC/A的测定

临床常用梯度法测定 AC/A。两眼近见状态时，加入球镜 +1.00D，引起调节性聚散弛缓，眼位向外斜方向移动。具体方法是让被检者注视眼前一定距离（33cm 或 40cm）视标，此时参与眼位的聚散四种都有。破坏融像功能，融像性聚散不存在，张力性和近感性聚散仍保持原有水平，此时就只有调节性聚散可以发挥作用。此时加入球镜（正或负），测量加入球镜前后的眼位偏斜量的差，即为调节性聚散的变化量。

利用公式 AC/A=（Δn−Δo）/D 即可测得 AC/A。

Δn：加入 +1.00D 前的斜位量；

Δo：加入 +1.00D 后的斜位量；

D：加入度；

公式中，外斜（BI）用"−"表示；内斜（BO）用"+"表示。

【例】：加入 +1.00D 前 Δn：$2^{\triangle}$外斜；

加入 +1.00D 后 Δo：$7^{\triangle}$外斜；

$$AC/A=（Δn−Δo）/D=[−2−（−7）]/1=5^{\triangle}/D$$

使用球镜 +1.00D 的原因是从调节的安定性考虑（不会使调节过度放松）。

另有一种方法为隐斜视法，可依据远见与近见时眼位的变化，测量 AC/A。

$$AC/A=\frac{Δ_N−Δ_F}{D}+PD=\frac{Δ_N−Δ_F+PD\cdot D}{D}$$

$Δ_N$：近方视眼位偏斜量；$Δ_F$：远方视眼位偏斜量；

D：由注视距离变化引起的调节量变化；

公式中，外斜（BI）用"−"表示；内斜（BO）用"+"表示。

【例】：远方视 $3^{\triangle}$BO，近方视 $6^{\triangle}$BO，PD 60mm，近方注视眼前40cm。

必要聚散量 =PD（cm）×MA，即 $6 \times (1/0.4) = 15^{\triangle}$

因隐斜视法无法去除近感性聚散，所以使用隐斜视法测得的值要比梯度法测得的值大。

三、AC/A的应用

当存在未矫正的屈光不正时，为了看清楚且获得双眼单视，调节与聚散之间就产生了不平衡的状态，在远视眼需要较多的调节，但是需要相对少的聚散，在近视眼则相反，因而远视眼的 AC/A 值较低，近视眼的 AC/A 值较高。

屈光矫正之后，进行度数调整或近用处方时，在给予下加度数时必须考虑 AC/A。例如，远方眼位正常，近方为较大斜位，可以利用 AC/A 使近方眼位变化。

临床主要有两个途径，利用 AC/A 改善隐斜视状况。一种是调整球面镜加强调节刺激，产生调节性聚散，以补正外斜；另一种是调整球面镜减弱调节，增加负调节性聚散，以补正内斜。

【例】外斜患者

远方视正位；近方视（40cm） $10^{\triangle}$外斜，PD 60mm，则 AC/A=（−10−0）/2.5+6=2。

即每加入 −1.00D（增加1D调节）可减少 $2^{\triangle}$外斜（增加 $2^{\triangle}$集合）。

【例】内斜患者

远方视正位；近方视（40cm） $10^{\triangle}$内斜，PD 60mm，则 AC/A=（10−0）/2.5+6=10。

即每加入 +1.00D（减少 1D 调节）可缓解 10$^\triangle$内斜（增加 10$^\triangle$散开）。

睫状肌舒张可以明显增加 AC/A 的大小，这是由于产生单位调节反应需要更强的神经冲动，而使内直肌的神经冲动也增强的缘故。缩瞳剂可以减少 AC/A 值，是由于周围性调节增加，中枢性调节减少，致使通过中枢而引起的聚散减少，临床上常用此方法治疗 AC/A 值较高的调节性内斜。作用中枢神经系统的药物也可以影响 AC/A 值。巴比妥盐可减小 AC/A 值。此外酒精也有明显减小 AC/A 值的作用。

内直肌的手术对 AC/A 值的影响较为明显，尤其以内直肌的减弱手术最为显著。散开过度型外隐斜视与高 AC/A 值有关，集合不足型外隐斜视与低 AC/A 值有关，集合过度型内隐斜视一般是高 AC/A 值，散开不足型一般是低 AC/A 值。

例如：调节性共同性内斜视有两种类型，一种为聚散的增加与调节的过量保持正常的比例关系，即是 AC/A 正常，另一种则是聚散对调节的反应过强所引起的，即 AC/A 的值高于正常。这两种情况对治疗的反应不相同，前者可于远视被矫正后，获得较好的治愈效果，后者则不行，可以采取以下措施：戴双光眼镜。点缩瞳剂，如融像功能增加，眼位转正，可以逐渐停药，可使 AC/A 值转为正常，如融像能力没有改进，则效果不佳。

第三节　聚散的检查

一、集合近点的检查

集合近点是指物体慢慢接近眼前，集合的程度也慢慢增加，但到最后集合功能达到极限时，两眼就放弃集合，眼球突然向外转动，形成不可抑制的双眼复视。在放弃聚散之前，两眼所能保持的最近点，称为集合近点。临床上，注视目标到角膜前顶点的距离即为集合近点距离。理论上，注视目标到双眼旋转中心的连线中点的距离。

具体检查方法：将视标由眼前 50cm 沿正中线慢慢向鼻根部靠近。到达近点的特征：①两眼眼球运动停止；②一眼或者双眼视觉线向外散开；③自觉有复视出现；④瞳孔近见反应消失，即不再呈现缩瞳（miosis）状态。临床上，把此时注视目标到角膜前顶点的距离称为集合近点距离。

检查过程中，有以下几点需要说明：①集合近点在 10cm 以内正常；②检查中提示被检查者注视注视物；③出现复视的原因是由于一眼或双眼外转，注视物成像于视网膜非对应点，且位于融像感觉圈范围之外；④注视物靠近眼前，被检查者主诉有模糊情况，这是由于调节性聚散介入的原因（集合过度而调节不足），检查中以出现复视或一眼视线外转为标准。

二、集合和散开的检查

该项检查中，加入棱镜，引起集合和散开的变化。

（一）集　　合

1. 正融像性聚散（positive fusional convergence，PFC） 两眼同时加入 BO 棱镜，至产生模糊时的棱镜量，此时的棱镜量称为模糊点（blur point）时的棱镜量。

（1）外斜时，正融像性聚散先补正由于紧张性聚散造成的眼位后，在保持一定调节不变的情况下再补正加入 BO 棱镜造成的非对应点成像。

（2）内斜时，正融像性聚散只补正因加入 BO 棱镜造成的非对应点成像。

（3）正融像性聚散要求内直肌收缩，加入 BO 棱镜产生的变化会出现模糊点，其原因为：眼前加入 BO 棱镜，注视物成像于中心凹以外的双颞侧非对应点，此刻无融像功能介入则产生复视。复视刺激了融像性聚散的产生。融像性聚散随 BO 的加入量而增大。当到达融像性聚散极限时，若再加入

BO 便会产生模糊。此时棱镜量称为模糊点，在此之前的单一视全部是明视状态下的单一视。

2. **正相对聚散**（positive relative convergence） 两眼加入 BO 棱镜，至产生复视时的棱镜量。此时指破裂点（break point）时的棱镜量。

（1）远方视条件下：眼前加入 BO 棱镜→注视物非对应点结像（颞侧）→复视（无自觉症状）→正融像性聚散→到达正融像性聚散极限→调节性聚散介入→调节增加→注视物成像远离视网膜→产生模糊（此时为模糊点）→调节性聚散到达极限→出现复视（破裂点）→（减小 BO）物像移至黄斑中心凹形成单一视（减小到的棱镜量为恢复点 recovery point）。

从模糊点到出现复视，仍可以有单一视，其原因在于到达模糊点时，融像性聚散已达到极限，再加入 BO 棱镜，依靠融像性聚散不能维持单一视，而在四种聚散中可以发生变化的只有调节性聚散。所以在融像性聚散之后，为了打消复视，便有调节性聚散参与，可以使内直肌继续收缩。由于调节的介入，物像移至视网膜前，一直清晰的物像便产生了模糊，而且随 BO 棱镜加入量的变化，模糊的程度也会有所不同。当到达调节性聚散的极限时，再加入 BO 棱镜，便会出现复视。

（2）近方视条件下：40cm 注视距离，屈光不正完全矫正。逐渐加 BO 棱镜，与远方视一样会出现模糊点、破裂点、恢复点。

（二）散　　开

1. **负融像性聚散**（negative fusional convergence，NFC） 两眼同时加入 BI 棱镜，至出现复视（到达破裂点）。

（1）内斜时，负融像性聚散只代偿 BI 棱镜造成的复视。

（2）内斜时，负融像性聚散先补正眼位，在保持一定调节不变的情况下，再补正加入 BI 棱镜造成的非对应点成像产生的复视。

（3）负融像性聚散要求内直肌松弛，远方视时不产生模糊点，因为在远见屈光完全矫正的基础上，无调节放松的可能。在融像性聚散到达极限时，便产生复视（直接出现破裂点）。

远方视时，若出现模糊点，说明调节有变化或屈光不正的矫正不准确。

2. 负相对聚散（negative relative convergence）

（1）远方视条件下：加入 BI 棱镜→物体成像于视网膜鼻侧非对应点→负融像性聚散维持单一视→到达负融像性聚散的极限，出现复视。

（2）远方视条件下：加入 BI 棱镜→物体成像于视网膜鼻侧非对应点→使用负融像性聚散维持单一视→负融像性聚散到达极限，负调节性聚散介入→调节减弱→注视物成像远离视网膜→产生视物模糊→负调节性聚散到达极限时，出现复视（破裂点）→物像移至黄斑部形成单一视（恢复点）。

三、垂直方向散开力

单眼或双眼加入 BU（BD）棱镜至破裂点。垂直方向散开力，不受调节的影响，因此无模糊点。

垂直方向散开力的测定，有利于了解被检者有无眼疲劳及头疼产生的原因。

（1）右眼上方散开力 R：BD　L：OPEN

右眼加入 BD 棱镜→入射光线偏折至黄斑中心凹下侧→垂直方向融像为保持单一视使右眼向上方旋转→到达极限时，产生复视。

（2）左眼上方散开力 R：OPEN　L：BD

方法与右眼相同。

若两眼垂直方向眼位约为 0，则右眼上、下方散开力与左眼大致相等。

四、聚散检查时的注意事项

1. 被检者在检查过程中应集中注意力。

2. 棱镜的负荷速度为 $2^\triangle/s$。负荷速度过快，融像性聚散会出现急剧变大，而后降低的现象；过慢影响效果，被检者易产生视疲劳。

3. 检查每项之间应有必要的时间间隔。

4. 随棱镜的加大，被检者视线向顶角方向移动。综合验光仪会遮蔽部分视野，影响测定。

5. 视标不同，对模糊的判断也不同。理想上使用最高矫正视力的文字视标。

6. 被检者对模糊的判断标准不同，以完全模糊为标准。

7. 检查中，无"模糊"与"分离"出现，只有视标向一个方向运动，可能出现单眼抑制。

第五章
视觉心理学

第一节　视觉心理学概述

一、心理物理学

心理是人脑反映客观现实的过程，它通过感觉、知觉、表象、记忆、想象、思维、感情和意志等多种多样的形式表现出来。心理学（psychology）是研究心理现象客观规律的学科。对于相同的事物，人的心理活动不尽相同，但其实多数人的心理现象遵循一定的客观规律，心理学就是对其进行研究的学科。

心理学研究方法大致包括以下几种：自然观察法、实验法、调查法、测验法。其中，自然观察法是指研究者有计划、有目的地在自然条件下，通过感官或借助于某些特定的科学仪器，对社会生活中人们的各种行为资料进行搜集的过程。实验法是指在控制一定的条件下，操纵某种变量来考查它对其他变量影响的研究方法，这是有目的地控制一定的条件或创设一定的情境，以引起被试者的某些心理活动进行研究的一种方法。调查法是指通过书面或口头回答问题的方式，了解被测试者的心理活动的方法。测验法即心理测验法，就是采用标准化的心理测验量表或精密的测验仪器，来测量与被试者有关的心理品质的研究方法。希望通过心理学的相关研究可以对人类的行为进行一定的描述、解释、预测和影响，进而提高人类的生活质量。

心理物理学（psychophysics）是心理学的一个分支，是指对物理刺激和它引起的感觉进行定量研究的心理学学科。心理物理学主要涉及两个方面的问题：多强的刺激才能引起感觉？物理刺激有多大变化才能感觉到这一变化？本章我们主要讨论视觉心理物理学，也可简称为视觉心理学，即由外界的视觉刺激引起眼睛对其进行感知，进而产生大脑某些特定反应的过程。

二、感觉及其定律

1. 感觉阈限　感觉（sensation）是身体的感受器（眼、耳等）所产生的表示身体内、外神经冲动的过程，是人脑对直接作用于感受器的客观事物的个别属性的反应。例如不同波长光线的视觉刺激，可以通过眼睛接收到光学信号，从而在大脑产生颜色感觉。

人们常常根据感觉器官的不同而对感觉进行分类。感觉按照感觉器官所在身体部位的不同分为三大类，即外部感觉、内部感觉和本体感觉。外部感觉器官位于身体的表面，对各种外部事物的属性和情况作出反应，如视觉、听觉、肤觉（触压觉、温度觉等）、味觉和嗅觉。内部感觉器官位于身体内脏器官中，对身体内脏的情况变化作出反应，如痛觉等。本体感觉器官则处于肌肉、肌腱和关节中，对整个身体或各部分的运动和平衡情况作出反应，如运动觉和平衡觉。

人们的感觉器官对外界物理刺激的感觉能力因人而异，即感受性有所不同。

可以通过感觉阈限对此进行界定。阈限（threshold）代表临界值，在心理物理学中有 2 种重要的阈限。一种是绝对阈限（absolute threshold），即能引起特定感觉的最小物理刺激量。绝对阈限越低，感受性越高，反之亦然。另一种是差别阈限（different threshold），代表刚好能感觉出差别的物理刺激变化量。这个最小变化量也称为最小分辨差（JND，just noticeable difference）。

2. **韦伯定律**　韦伯（Weber E.H.，1795—1878），德国生理学家和心理学家，于 1840 年进行了重量的差别阈限的相关实验研究。其研究是从肌肉感觉开始的，他想了解肌肉的感觉机能对于轻重不同的重物能分辨到什么程度。他用三套不同重量的重物对四个被试者进行了实验，发现辨别不是取决于两个重物重量差异的绝对值，而是取决于这一绝对值与标准重量值的比例。

通过实验，韦伯发现差别阈限随初始物理刺激量的变化而变化，在一定范围内，每一差别阈限与初始物理刺激量的比值为常数。即：

$$\Delta I/I = K$$

其中，ΔI 为差别阈限，即最小分辨差 JND，I 为初始的物理刺激量，K 为 Weber 常数 / 韦伯分数。这个定律就是韦伯定律（Weber Law）。

韦伯定律适用于日常的多数感觉中，例如，两根线段长度不一，对于初始长度为 10mm 的线段，将其长度延长至 11mm 刚好能看出长度差别，但对于初始长度为 20mm 的线段，需将其延长至 22mm 才能刚好看出长度的差别。

有研究发现，不同感觉器官的韦伯分数是不同的，视觉、触觉、味觉等的敏感性也有所差异。而且，韦伯定律只适用于中等强度刺激的范围。

3. **韦伯－费希纳定律**　19 世纪德国心理物理学家费希纳（Fechner G.T.，1801—1887）从其老师韦伯创造的韦伯定律中看到了度量阈上感觉的可能性。通过研究，他发现在研究连续变化的物理刺激和其对应的感觉量的关系时，当刺激强度以几何级数增加时，感觉强度以算术级数增加，说明心理反应是物理刺激的对数函数。感觉强度与物理刺激强度的数量关系可表示为：

$$S = K \times \lg R$$

其中 S 是感觉强度，R 是物理刺激强度，K 是常数。这一规律即韦伯－费希纳定律（Weber-Fechner Law），由于该定律的发表，心理物理学才作为一门新的学科逐渐建立起来。

韦伯 - 费希纳定律可以表述人类感觉与外界物理刺激之间的关系，包括视觉、听觉、痛觉、味觉等，都遵从这一规律。例如，标准对数视力表即根据上述定律的原理，进行视标大小的增率设计。采用 5 分记录法或视角对数记录法记录视力时，随着刺激强度（视标大小、视角）的变化，其感觉强度（视力、分辨能力）的变化与之呈对数关系。5 分记录法记录视力表示为：视力 =5-lg 视角，视角对数记录法表示为：视力 =lg 视角。

三、知觉

1. 知觉的分类 知觉（perception）是人脑对直接作用于感觉器官的客观事物的整体属性的反应。知觉根据起主导作用的感官特性包括视知觉、听知觉、触知觉、嗅知觉、味知觉等；根据人脑所反应的事物特性，可分为空间知觉、时间知觉及运动知觉等。

2. 感觉和知觉的差异

（1）感觉来于感觉器官的生理活动及客观刺激的物理特性，相同的客观刺激会引起相同的感觉。而知觉产生是在感觉基础上对物体的各种属性加以综合和解释的心理活动过程。

（2）感觉是人脑对客观事物的个别属性的反应，知觉则是对客观事物的不同属性、不同部分及其相互关系的综合地、整体地反应。

（3）感觉是单一感受器活动的结果，而知觉则是多种感受器协同活动分析综合的结果。

3. 知觉理论 各种理论公认知觉是先天（人体结构自身和与生俱来的储存信息）与后天（积累的经验）的共同产物，不同点在于二者作用程度。

（1）赫尔姆霍兹理论：知觉者通过与生俱来的储存信息假设和推论感觉到的事物而形成知觉，该过程称为无意识推理。该理论指出，知觉的少部分信息来自当前的感觉，大部分信息是从贮存的信息库中提取出来的。知觉可以预测外界刺激的性质，具有适应环境的功能。

（2）格塔式理论：知觉者通过自身的内加工作用，整体地知觉外界事物。格塔式理论认为知觉具有主动性和组织性，人总是尽可能用简单的方式去感知外界刺激，知觉遵循"概略"规律，知觉符合神经系统的特征。

（3）詹姆斯·吉布森生态光学理论：知觉系统产生于知觉者为生存而努力的过程之中，知觉是知觉者对外界稳定不变事物的直接反映。知觉与外界事物的刺激是相对应的，因为刺激已经相当完整和详细，完全不需要推理过程参与，足以产生知觉。

四、视知觉研究方法

（一）经 典 方 法

1. **调整法（method of adjustment）** 作为视知觉的一种经典研究方法，调整法属于一种主观测试方法。在注视视标时，被检者自己进行观察的同时，也作为操作者自行调节刺激视标的光强，直到刚好能发现视标，即为临界值。视标的光强分别采用递升、递降2个系列求出各自临界值，多次检查取平均值作为阈限。临床上，角膜曲率计的检查即采用了调整法。该方法检查速度较快，但结果不稳定，对被检者的要求较高，经验丰富的操作者稳定性较好。

2. **极限法（method of limits）** 极限法与调整法最明显的区别在于在检查过程中，被检者只是负责注视刺激视标并给予反应，而由检查者进行光强的操作与调整。刺激强度分别按照递升、递降2个系列交替变化，每个系列强度范围均较广。确定刚能/不能感知时的强度为临界值，取均值作为阈限。极限法可应用于集合近点的检查中。由于该方法在检查过程中需要2个系列交替从初始光强开始进行调整，因此相对来说较为耗时，被检者也容易产生疲劳。

3. **恒定刺激法（method of constant stimuli）** 检查者事先选定5～9种间隔固定的刺激强度，强度分布范围广，涵盖绝大多数人的阈限范围。测量次数固定，用于刺激强度不连续、随机出现的检查。该方法较为精确，但耗时较长，在临床使用时患者的配合程度可能随检查时间的延长而逐渐下降。

（二）改良方法

1. 阶梯法（the staircase method） 阶梯法是极限法的改良，在刺激视标的光强递升或递降的过程中，被检者对于其中某一个系列刺激的反应改变时，不是另起一个系列，而是在此基础上进行小范围的强度调整，使得光强越来越趋近于被检者的真实阈限。每当被检者的反应改变时记录为反转点，多个反转点对应的刺激强度取均值即为阈限。应用阶梯法时，整个测试的刺激强度都是在被检者的阈值上下反复调整，结果较为精确，也可缩短检查时间。

2. 迫选法（the forced-choice method） 迫选法也可称为"优先注视法"，需要从两个或多个选项中选择一个。例如需要从两个刺激视标中选择出具有某一特性的视标，根据两个视标是同时还是先后出现，迫选法又可分为交替迫选法及间隔迫选法。该方法可以在一定程度上减小测量误差及猜测的概率。

五、信号检测理论

信号检测理论（signal detection theory）通过采用心理物理学的方法，是关于人们在不确定的情况下如何做出决定的理论，是信息论的一个重要分支。信号和噪音是信号检测论中最基本的两个概念。在心理学中，信号可以理解为刺激，噪音就是信号所伴随的背景。知觉系统中的噪音是指在不存在任何外界刺激信号时，人的知觉系统内部固有的神经活动，噪音影响知觉系统对信号的探测。信号检测理论检测了存在系统噪音时，知觉系统辨认是否存在外界信号的能力。外界刺激信号越强，被检者越容易将信号与噪音的叠加与单纯噪音进行区分，即对外界刺激越容易辨别。应用该理论可以检测视觉阈值，且不易受被检者个体判断标准的影响。

第二节 视觉系统

一、神经系统

1. 神经系统的组成 神经系统（nervous system）由数十亿个特化的神经元（也叫神经细胞）组成，调节人体行为和内环境的稳定，进行记忆、思维等高级智能活动。神经元是构成神经系统结构和功能的基本单位，最主要的特性是兴奋和传导信号，其主要结构包括细胞体和突起。

细胞体包含细胞核和其他细胞器，通过化学反应，胞体为神经活动提供能量，并制造用于传递信息的化学物质。突起是由细胞体延伸出来的细长部分，分树突和轴突。每个神经元可以有一或多个树突，但只有一个轴突。树突接受刺激并将兴奋传入细胞体，轴突把兴奋从胞体传送到其他神经元或组织，如肌肉等。突触是一个神经元的冲动传到另一个神经元或细胞间的相互接触的部分，用以传递信息，分为化学突触和电突触。

神经元可以分为以下 3 大类：

（1）感觉神经元（传入神经元），其树突末端分布于身体的外周部，接受来自体内外的刺激，将兴奋传至脊髓和脑。

（2）运动神经元（传出神经元），经轴突将信息传至肌肉和腺体，可引起它们的活动。

（3）联络神经元（中间神经元），介于上述两神经元之间，把它们联系起来或组成复杂的网络，起着神经元之间机能联系的作用，多存在于脑和脊髓里。

2. 人神经系统的层次结构 人神经系统主要包括中枢（脑和脊髓）、周围（脑和脊髓之外）神经系统两大类。

中枢神经系统（central nervous system，CNS）由脑和脊髓内的全部神经元组成。CNS负责整合和协调全身功能，加工全部传入的神经信息，并向身体不同部分发出指令。周围神经系统（peripheral nervous system，PNS）由联系CNS的身体全部神经元及神经纤维组成。

周围神经系统又可分为躯体神经系统及内脏（自主）神经系统。躯体感觉神经纤维分布于皮肤、骨骼肌、肌腱和关节等处，将这些部位所感受的外部或内部刺激传入中枢；内脏感觉神经纤维分布于内脏、心血管及腺体等处，并将来自这些结构的感觉冲动传至中枢。两种神经都含有感觉（传入）神经和运动（传出）神经，其中，内脏运动神经又根据其功能分为交感神经和副交感神经，此两种神经系统常共同支配一个器官，形成对内脏器官的双重神经支配，但在来源、形态结构、分布范围和功能上，交感与副交感神经又各有特点。

3. 反射　反射是指在中枢神经系统的参与下，机体对内、外环境变化所作出的规律性应答反应。举例说明，例如在缩瞳时，即是眼睛对外界光线做出的反射。反射弧（reflex arc）即神经通路，包括以下几个主要的组成部分：感受器→传入神经→神经中枢→传出神经→效应器。

例如，瞳孔的光反射是由于外界光线照射眼睛后，引起瞳孔缩小的应答反应。其反射弧为视神经→外侧膝状体→顶盖区→动眼神经核→睫状神经节→瞳孔括约肌。

二、眼屈光系统

1. 眼屈光系统　来自外界物体的光通过眼内的屈光系统后，在视网膜上形成光学像，视网膜将光学信号转化成电信号/神经信息，再经视路，逐级上传，最终在大脑视觉中枢形成视感觉（视觉）。因此，视觉的形成需要眼屈光系统、感光系统及传导系统的密切合作。

眼屈光系统主要包括角膜、房水、晶状体及玻璃体，可以将外界物体成光学像于眼内视网膜上。其中角膜的屈光力约为43.05D，占据了总屈光力的 70%。晶状体在调节静止时屈光力为 19.11D，在注视近处物体时晶状体由于调节作用使得眼屈光力增加，以便于外界物体可以清晰地成像于视网膜上。光线经过这几个屈光面的总屈光力相当于 58.64D 的凸透镜。

调节的过程分为主动调节及被动调节，前者是为使视网膜光学像尽可能清晰而自主产生的调节，而后者多被集合带动，有时也在无需辨认的注视条件下由中脑所诱发（夜间近视）。

2. 缩瞳　瞳孔缩小可以尽量减小光学像的像差，提高像质，增加视敏度。调节和缩瞳都是实现清晰光学像的生理基础。瞳孔缩小主要涉及两个主要的反射，即瞳孔对光反射和瞳孔近反射。但瞳孔缩小到一定程度，光的衍射作用又将起到主要作用，且瞳孔越小，进入眼内的光线越少，故视敏度不再增加。研究发现，当瞳孔直径在 3mm 以下时，视力就不会再因瞳孔缩小而增加。

（1）瞳孔对光反射（papillary light reflex）：瞳孔对光反射是指在光照射瞳孔时会引起瞳孔的反射性缩小的现象，包括直接对光反射及间接对光反射。其中，直接对光反射是指光直接照射一眼时，引起受照眼瞳孔缩小的现象。间接对光反射是指光照射一眼时，引起非受照眼瞳孔缩小的现象，这是由于视神经纤维存在部分交叉，单眼刺激被两侧传出，故能引起双眼瞳孔收缩。缩瞳反射是副交感神经兴奋的结果。

瞳孔对光反射的反射弧为：光→视网膜→视神经→视交叉→视束→外侧膝状体→顶盖前区→中脑的双侧动眼神经核→双侧动眼神经→双侧睫状神经节→双侧睫状短神经→双眼瞳孔括约肌。

临床上有时可见到瞳孔对光反应迟钝 / 消失、瞳孔左右不等，或一眼瞳孔缩小而另一眼瞳孔不缩小等异常情况，常常是由于反射弧某一部分受损的结果，因而可以通过瞳孔对光反射的异常进行神经病变的辅助定位诊断。若一侧动眼神经病变，出现同侧的直接光反射和间接光反射减弱或消失，对侧正常。若一侧视神经病变，出现同侧直接光反射减弱或消失，间接光反射正常；而对侧的直接光反射正常，间接光反射减弱或消失。

（2）瞳孔近反射（near reflex）：当两眼同时注视一个近处目标时，两眼同时产生缩瞳、调节及集合运动的三种联合反射称为近反射。近反射主要由动眼神经支配，及大脑皮质的协调作用来完成，婴儿由于大脑皮质尚未发育完善，因此无近反射现象。近反射瞳孔收缩的最大量和光反射瞳孔收缩的最大量基本一致。

近反射包括缩瞳、调节及集合三个方面，对应的反射弧如下所示：视网膜→视路→大脑视皮层→中脑正中核→动眼神经核→动眼神经→

① →睫状神经节→睫状短神经→瞳孔括约肌（缩瞳）；

② →睫状神经节→睫状短神经→睫状肌（调节）；

③ →内直肌（集合）。

由以上反射弧可知，缩瞳、调节与集合虽经常是同时发生，关系密切，但各自有其一定的独立性，在一定的范围内各自行使权力。瞳孔对光反射与近反射的反射通路有所差异，单就缩瞳而言，对光反射主要依赖于顶盖前区及中脑的作用，而近反射则需要大脑及中脑共同作用。如果是顶盖前区病变，只影响光反射径路，而不影响集合及调节反射。

三、眼感光系统

眼感光系统主要是指视网膜，是一层薄而透明的薄膜，厚度为200～300μm。在外界物体经过眼屈光系统后，在视网膜可形成一光学像，视网膜可将此光学信号转化为电信号，通过视神经向后传递。

视网膜主要包括外层（色素上皮层）和内层（神经上皮层），内层又可细分为9层结构：视锥 - 视杆细胞层、外界膜、外核层、外丛状层、内核层、内丛状层、神经节细胞层、神经纤维层、内界膜。视网膜内含有3种功能神经元：第一神经元为视锥细胞和视杆细胞，又称感光细胞，第二神经元为双极细胞，主要起连接作用，将来自第一神经元的光感信息传递给第三神经元，即神经节细胞。

1. 色素上皮层 色素上皮层（retinal pigment epithelium，RPE）位于视网膜的最外层，其血液供应来自脉络膜的一侧。色素上皮层含有黑色素颗粒和维生素 A，对同它邻接的感光细胞起着营养和保护作用。不仅可以遮挡来自巩膜侧的散射光，而且在强光照射视网膜时，色素上皮细胞伸出伪足样突起，包裹视杆细胞外段，使其相互隔离；在暗光条件下，视杆细胞外段才被暴露。

2. 光感受器细胞 光感受器细胞主要包括视锥细胞及视杆细胞两种类型。两者都是感光细胞，均依靠镶嵌于外段膜盘上的视色素进行光线的感知，将光刺激形成的光学信号转变为神经冲动的电信号，但是从外形、感光色素的种类、分布及功能等方面又各有不同。

（1）外形不同（主要在外段）：视杆细胞外段呈长杆状，视锥细胞外段呈短圆锥状，这与其名字相一致。

（2）所含感光色素不同：视杆细胞所含视色素为视紫红质；视锥细胞含有三种不同的视色素，分别存在于三种不同的视锥细胞中，包括对 530nm 光敏感的绿视锥细胞、对 455nm 光敏感的蓝视锥细胞及对 625nm 光敏感的红视锥细胞。视杆细胞中的视紫红质由视蛋白和视黄醛结合而成，在亮处分解，在暗处又可重新合成。视锥细胞最主要感光色素是视紫蓝质，而视紫蓝质则在明处合成。

（3）视细胞的分布不同：视锥细胞在中央凹分布密集，而视网膜周边部相对较少。视杆细胞在中央凹处无分布，主要分布在视网膜周边部。

（4）视细胞的功能不同：视锥细胞主要负责感强光（明视）、色觉，其空间分辨能力强，但光敏感性差。而视杆细胞则负责感弱光（暗视）、无色觉辨识功能，其光敏感度高，但分辨能力差。

3. 双极细胞 双极细胞的细胞核构成了内核层的绝大部分，起到中转站的作用，负责联络光感受器细胞和神经节细胞。感光细胞感受到光刺激后，向双极细胞发送一个相应于光强度的信号，双极细胞将这个信号继续传送给视网膜神经节细胞。此外，通过内核层的水平细胞和无长突细胞，感光细胞之间也可在水平层面相互连接，在将它们的信号送到神经节细胞前就对这些信号进行加工。

4. 神经节细胞　神经节细胞和双极细胞发生突触联系，负责传导神经冲动，将双极细胞的信号继续向下传递，神经节细胞的轴突汇集在一起形成神经纤维层，继而形成视神经。

5. 视网膜的神经网络及其信息处理　在眼睛接受外界的光学刺激后，经过眼球屈光系统传递到视网膜，在视网膜上形成了三级神经元逐级传递信息的模式：光感受器 – 双极细胞 – 神经节细胞。光感受器兴奋后，其信号主要经过双极细胞传至神经节细胞，神经节细胞的轴突形成视神经，视觉信号经视神经传至外侧膝状体到达视皮质，经过综合分析形成视觉。水平细胞和无轴突细胞只负责整合信息，不参与传递信息。

其中，视锥细胞、双极细胞和神经节细胞是单线式传递信息，故分辨能力精细，对应的明视力较高，但是敏感性较差。而视杆细胞与双极细胞、神经节细胞为集束式传递，分辨能力相对粗糙些，对应的暗视力低于明视力，但其敏感性较高，只需较低强度的光刺激即可引起视网膜的反应。

四、视路与视皮层

视觉信息由视网膜向后传递，经视路传至视觉皮层中枢。视路（visual pathway）是指从视神经开始，经视交叉、视束、外侧膝状体、视放射至皮质视中枢的视觉传导的通路。

1. 视神经　视神经是从视盘至视交叉前端的一段神经。由神经节细胞的轴突组成，按所在部位分为眼内段、眶内段、管内段和颅内段四部分。

2. 视交叉　视交叉是两侧视神经交汇处的小长方体。该区域的神经纤维分为二组，来自两眼鼻侧的纤维完全交叉至对侧，来自颞侧的纤维不交叉。

3. 视束　视交叉至外侧膝状体之间的一段视神经。左侧视束由左眼颞侧不交叉视神经纤维和右眼鼻侧视神经纤维组成，右侧视束由右眼颞侧不交叉视神经纤维和左眼鼻侧视神经纤维组成。

4. 外侧膝状体　外侧膝状体由灰质和白质交替排列，白质将灰质神经细胞分为 6 层。第 2、3 及 5 层接受同侧视网膜靠颞侧部分的信号，第 1、4 及 6 层接受对侧眼靠鼻侧视网膜的信号。双眼成对的层次有利于双眼视物时的视觉融合，相邻各层间的相互作用则有利于在融合的基础上形成立体视觉。外侧膝状体的神经细胞包括大细胞（M 细胞）和小细胞（P 细胞）两大种类，大细胞主要位于 1、2 层，构成了大细胞层，而小细胞主要位于 3～6 层，构成小细胞层。

5. 视放射　视放射为联系外侧膝状体和枕叶皮质的神经纤维束，走行与排列遵循一定的规则。视放射中某部位的神经纤维束受损后，可能会影响到对应的特定的视野范围的缺损。

6. 视皮质　大脑皮层分为四个区域，分别是额叶、颞叶、顶叶和枕叶。传统观点认为，视皮层是指枕叶区域，即大脑枕叶皮质的距状裂上、下唇和枕叶纹状区。亦有观点指出，视皮质应包括较大范围，即枕叶及部分顶叶、颞叶、额叶区域。

其中，主要负责视觉信号传导与分析的视皮层包括：枕叶 17 区、18 区、19 区、20 区，分别被称为视区 1（V1）、视区 2（V2）、视区 3（V3）和视区 4（V4），此外还有视区 5（V5）/颞中区（MT 区），已进入颞叶范围。

五、视觉信息处理机制

1. 感受野（receptive field）　视觉系统某个神经元的感受野是指对该神经元具有刺激作用的视网膜区域。

双极细胞、神经节细胞及外侧膝状体细胞都呈现同心圆式感受野。如图 5-2-1 所示，是一个神经节细胞的感受野，在内圆中的感受器受刺激后，会传递给该细胞，在内外圆之间的感受器受刺激则不会传递给该细胞。

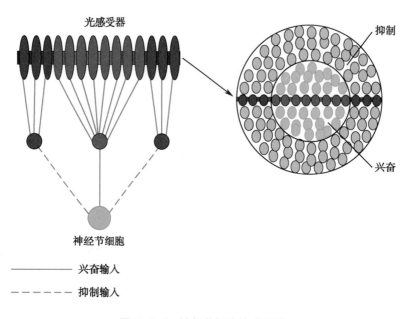

光感受器

抑制

兴奋

神经节细胞

———————— 兴奋输入

-------- 抑制输入

图 5-2-1　神经节细胞的感受野

视皮层细胞依感受野的形状又可分为简单细胞、复杂细胞及超复杂细胞等。简单细胞对大面积的弥散光无明显反应，而对处于拮抗区边缘一定方位和一定宽度的条形刺激有强烈的反应。复杂细胞的感受野具有特定的方位，不存在明确的拮抗区，对条形刺激在感受野中的位置无严格要求。与复杂细胞相似，超复杂细胞的一端或两端有很强的抑制区，因此要求条形刺激有一定的长度，过长时就抑制，反应减少或消失，为端点终止反应，其最优刺激是具有一定方位的端点及拐角等。

2. 视觉信息处理等级假说　视觉信息处理等级假说认为视觉信息的处理是逐级递进的串行模式。视网膜上形成了三级神经元逐级传递信息的模式：光感受器细胞→双极细胞→神经节细胞。光感受器兴奋后，其信号主要经过双极细胞传至神经节细胞，神经节细胞的轴突组成了视神经。视神经纤维一半投射至同侧的丘脑外侧膝状体，另一半交叉到对侧大部分投射至外侧膝状体，一小部分投射至上丘。继而进一步传递到大脑视觉皮层。在此过程中，高级神经细胞的感受野范围较低级神经细胞的范围要广，双极细胞、神经节细胞、外侧膝状体的同心圆式感受野，进一步向后传递至视皮层简单细胞、复杂细胞的特殊感受野。

3. 视觉系统两个通路 视觉系统存在并行的两个通路，两大系统各自独立又互相补充。

（1）枕 – 顶通路（where 系统）：枕 – 顶通路又称大细胞通路（M 通路），其视皮层内的传递通路主要为 V1-V2-V3-MT，向后可能会传递到更高级的脑皮层区域。该通路对低空间频率、高时间频率的刺激视标较敏感，主要负责粗大、运动视标及深度觉的感知。

（2）枕 – 颞通路（what 系统）：枕 – 颞通路又称小细胞通路（P 通路），其视皮层内的传递通路主要为 V1-V2-V3-V4，同样可能会继续传递到更高级的脑皮层区域。该通路对高空间频率、低时间频率及颜色较为敏感，因此主要负责目标形状细节及色觉的辨识。

最终，通过本节的学习，我们再来回顾下视觉的形成过程，从而可以从视觉信号的感知与传递的角度会有更进一步的认识。视觉的形成即是由来自外界物体的光学刺激，通过眼内的屈光系统在视网膜上形成光学像，视网膜将光学信号转化成电信号 / 神经信息，再经视路逐级上传，最终在大脑视觉中枢形成视感觉，即视觉。

第三节　视觉辨认及视觉现象

形觉为视觉器官对外界物体形状和轮廓的分辨能力，可分为空间分辨及时间分辨。

一、空间分辨

空间分辨是指人分辨在同一时刻、一定空间范围内光强度分布的能力。例如，对视标位置判定，视标细节的确定，以及视标明暗对比的确定等。

（一）阈　　值

1. 最小可见（minimum visible） 最小可见是指人刚好可以辨认出是1个点或1条线的视角或亮度对比度。最小可见阈可用视角表示，也可用亮度表示。视角是指外界物体的两端与眼节点所形成的夹角。

2. 最小分辨（minimum separable） 最小分辨是指刚好可以分辨出是2个点或2条线的视角。最小分辨阈一般以视角表示，即最小分辨角。

3. 最小识读（minimum legible） 最小识读是指刚好可以识别图形或认清文字的阈值，一般以视角表示。

4. 微差视力（vernier acuity） 微差视力又称游标视力，是指人对头尾相接的两条平行线段在连接处是彼此连续，还是稍有错位的分辨能力。

（二）视力（visual acuity）

视力也称为视敏（锐）度，是指人的视觉器官分辨二维物体形状和位置的能力，可表示为最小分辨角的倒数。眼科临床上应用视力表进行视力的测量，实质上是分辨开口，即对黑白条栅细节的分辨。

（三）对比敏感度（contrast sensitivity，CS）

1. 基本概念

（1）空间调制对比度（spatially modulated contrast）：空间调制对比度是指在一定注视空间内，注视目标与背景光强度的相对比值，简称对比度

（contrast），代表了物体与背景的亮度差别。有时也可用来表示颜色的对比度。主要包括以下 2 种，韦伯对比度和麦克尔逊对比度。

韦伯对比度（Weber contrast），通常用于小目标放在大的背景中的对比。定义式：

$$C = \frac{I - I_b}{I_b}$$

其中，C 为对比度，I 和 I_b 分别代表目标和背景的亮度，平均亮度近似等于背景的亮度。

麦克尔逊对比度（Michelson contrast），也称为能见度，通常用于光栅等亮暗面积相等的对比。定义式：

$$C = \frac{(I_{max} - I_{min})}{(I_{max} + I_{min})}$$

其中，C 为对比度，I_{max} 和 I_{min} 分别为物体的最高亮度和最低亮度。

对比度对视觉效果有一定的影响，如果对比度高，那么可能看到的图像清晰、色彩鲜明；如果对比度低，则会感觉图像模糊、色彩昏暗。当对比度下降时，亮条纹相对变暗，暗条纹相对变亮，因此明暗条纹的反差会减小变小，条纹的边界变模糊。

（2）空间频率（spatial frequency）：空间频率是指单位空间范围内黑白光栅的重复个数。一对明、暗条纹称为一周，空间频率用每度视角所含的周数表示，单位为周期 / 度（cycle/degree，c/d，cpd）。

（3）对比敏感度（contrast sensitivity）：对比度阈值是指一定空间频率下，可以分辨光栅的最低对比值，一般用 C_{min} 来表示。对比敏感度是对比度阈值的倒数，用 $1/C_{min}$ 表示。对比敏感度是视功能的重要评估指标，有些人可能视力相同，但对比敏感度不同。

（4）对比敏感度函数（contrast sensitivity function，CSF）：对比敏

感度函数是指对比敏感度与空间频率之间的函数关系。对比度及对比敏感度均未提到空间频率，而 CSF 将对比敏感度与空间频率联系起来，反映了二者之间的关系。

视觉对比敏感度是在明亮对比变化下，人的视觉系统对不同空间频率的正弦光栅视标的识别能力。它是一种形觉功能的定量检查，不同于视力表检查时形觉功能指标单一，主要反映空间分辨能力，对离焦模糊较为敏感；对比敏感度检查时被测物不仅要有空间频率的变化，还要有对比度的变化，可以同时反映空间分辨能力及明暗分辨能力，对多种眼部疾病的早期视功能变化均比较敏感，可以先于视力检查发现潜在的视功能异常。

（5）对比敏感度曲线：以空间频率为横坐标，以对比敏感度为纵坐标，根据对比敏感度函数，所画出的曲线叫作对比敏感度曲线。该曲线呈现倒 U 形形态，或山形，在中间空间频率时最高。低频区主要是反映视觉对比度情况，高频区主要反映视敏度情况，而中频区是较为集中地反映了视觉对比度和中心视力综合情况。正常人的对比敏感度落在一定范围内，中频区 CS 高是由于人的视觉系统活动主要依赖于 CSF 中频区所决定的。通常人眼对空间的感觉相当于一个带通滤波器，最敏感在 3～6cpd，正常空间截止频率为30cpd，对应的视力值为 1.0。

2. 影响因素

（1）年龄：视觉系统发育健全后，CS 随年龄增加而下降。

（2）亮度：对比敏感度检查时可分有眩光及无眩光 2 种状态，因为在不同外界光照强度时 CS 有所差异。

（3）屈光不正：空间频率较高部分的 CS 下降，辨别细小视标的能力差。

（4）屈光介质浑浊：屈光介质浑浊时眼睛的透光性下降，会影响到 CS。

（5）神经系统疾病：球后视神经炎、开角型青光眼、多发性硬化等累及神经节细胞的疾病，以及其他很多影响到视觉传导通路的疾病，使得 CS 下降。

针对以上因素，我们发现 3 个不同频段、不同大小的视标辨识困难的原因有所不同：高频段（小视标）辨识能力较差主要是由于屈光成像问题，全频段（大小视标）辨识能力较差主要源于黄斑问题，低频段（大视标）辨识能力较差代表视网膜神经系统问题。

　　3. 对比敏感度检查　目前多使用美国生产的 VCTS6000 及 VCTS6500 对比敏感度测试卡（见图 5-3-1），以及激光对比敏感度测试仪等。由不同对比度，不同朝向和不同空间频率的圆形光栅组成。被检者指出各个光栅的朝向，然后按空间频率为横坐标，以各空间频率能分辨的最低对比敏感度为纵坐标画出曲线。

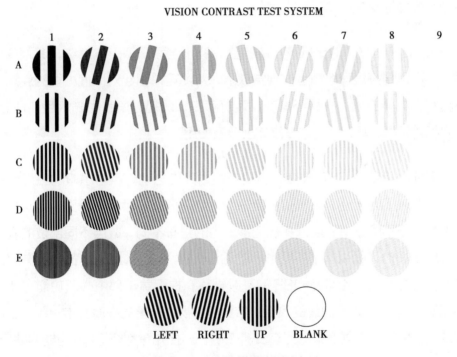

图 5-3-1　对比敏感度测试卡

　　对比敏感度测试卡横向分为 5 排，分别标明 A、B、C、D、E，分别代表 1.5、3、6、12、18cpd 5 个空间频率。A～E 各排均有 8 个不同对比敏感度值的条栅图，条栅图有垂直、左斜、右斜 3 种方向。第 9 个是无条栅图为空白图。1～8 图的对比敏感度值逐渐增加。检查时，先查右眼，再查左眼。

VCTS6000 检查距离为 45cm、VCTS6500 检查距离为 3m。先从 A 排图 1 看，当患者认出图 1 条栅方向后，再依次看图 2、图 3……直到被检查者能看清最后一个图，将此图号记录纸上，再用同样的方法检查 B、C、D、E 各排，并记录，最后得出该患者的对比敏感度曲线。正常的对比敏感度曲线为一倒 U 形曲线，每个空间频率均对应一定范围的对比敏感度阈值，如观看 1.5、3、6cpd 的视标时，每行均应能看到第 6～8 个，12cpd 对应第 5～8 个，18cpd 对应第 3～8 个。若被检者能辨认出以上的条栅方向则对比敏感度功能正常，否则为异常状态。

最近已有对比敏感度图表问世，如 Pelli-Robson 图表，Regan 低对比图表，Bailey Lovie 低对比图表。将对比敏感度检查与视力检查结合，更加便捷、全面地反映形觉功能的测定。

4. 临床意义 对比敏感度的检查有利于全面认识形觉系统，深入分析眼病，可以更好地理解患者的视觉缺陷，监测可以引起对比度减弱的疾病发展过程，如青光眼、视神经病变、黄斑病变、弱视、角膜屈光术后评估等。但其相对复杂、耗时，尚未在临床上普及使用。

视神经病变的 CSF 改变，出现在视力改变之前，且与患眼的主观症状有关。多表现为全空间频率敏感度下降，尤以低空间频率下降更明显。推测可能是由于不同频率的通道在视觉系统内的分布不同，故当不同部位的视神经纤维受损时，就引起了不同形态的 CSF 曲线改变。此外，各种黄斑部病变即使视力正常，也可有 CSF 的高频损害，提示黄斑部中心凹功能可能与高频部分有关。CSF 曲线的改变，与眼底和视力损害的程度基本一致，但这种改变会因病种不同而异。另有资料表明，弱视儿童都有 CSF 功能的缺损，但斜视性弱视为高频区改变。屈光参差性弱视为全频区均有降低，且峰值移向低频，视力降低与 CSF 曲线的降低几乎是平行的。这个结果支持了一种理论，即斜视性弱视的缺损，主要由中心视力的"立体失真"引起，而屈光参差性弱视的缺损，则由整个分辨率障碍引起。有人把后者与视神经病变进行比较，发现两者 CSF 曲线的改变非常相似。

二、时间分辨

1. 时间调制对比度　一定注视时间内，注视目标与背景的光强度相对比值叫作时间调制对比度（temporally modulated contrast）。数学表达式为：

$$C = \frac{(I_{max} - I_{min})}{(I_{max} + I_{min})}$$

其中，C 代表时间调制对比度，I_{max} 是注视时间内的最高光强，I_{min} 是注视时间内的最低光强。

2. 时间频率　单位时间内光闪烁的次数叫作时间频率（temporally frequency），也叫作闪烁频率，单位为 Hz。1 个 Hz 即 1 个周期，代表从明到暗的过程，50 Hz 代表每秒有 50 次由最亮到最暗的周期变化。时间频率越高，闪烁越快。

3. 闪烁融合频率　闪烁融合（flicker fusion）是指光每秒闪烁次数增加到人的视觉器官感到一个稳定、连续光的现象称闪烁融合。闪烁临界融合频率是指闪烁刚好达到融合时的闪烁频率称为闪烁融合频率（critical flicker frequency，CFF）。不同人 CFF 差异较大，一般 30～55Hz。由于人的视觉器官都有一定的闪烁临界融合频率，所以我们看交流电的灯光，并不觉得有闪烁的感觉。此外在电影放映时，会感知到一个连续的画面。

影响闪烁临界融合频率的因素主要包括光相强度、刺激面积、感光细胞、视觉通路。闪光可分为二相，一为暗相，一为光相，闪烁临界融合频率随光相的强度增高而增高；大面积比小面积的闪烁临界融合频率高；视锥细胞比视杆细胞有较高的闪烁临界融合频率；M 通路对于高时间频率的视标较为敏感，CFF 高，而 P 通路对低时间频率的视标较为敏感，CFF 低。

对于闪烁光的感知遵循一定的规律，其中 Talbot-Plateau 法则是指当光的闪烁频率超过正常眼的 CFF 时，闪烁光亮度感觉相当于其时间平均亮度等亮的稳定光的亮度感觉。

4. 时间对比敏感度曲线　一定时间内，分辨闪烁光的最低时间调制对比亮度称为时间对比度阈值，时间对比阈值的倒数叫作时间对比敏感度。以闪烁的时间频率为横坐标，以各时间频率对应的时间对比敏感度为纵坐标所绘制的函数曲线叫作时间对比敏感度曲线（temporally contrast sensitivity function）。不同的时间频率，对应不同的时间对比敏感度。

三、视觉现象

（一）视　觉　适　应

1. 暗适应　从亮处到暗处，视觉系统对低亮度环境的感受性缓慢提高的过程，称暗适应（dark adaptation）。

（1）暗适应曲线：暗适应的过程可由暗适应曲线进行描述（图 5-3-2）。应用白光测定的暗适应曲线由两部分组成，上部曲线是视锥细胞的暗适应，这个过程约 7min 就基本完成；下部曲线是视杆细胞的暗适应，约 30min 基本稳定。视杆细胞的暗适应出现慢，但适应程度很高，红光照射中央凹检查感光阈，得到图中上部的曲线，而没有下部的曲线。

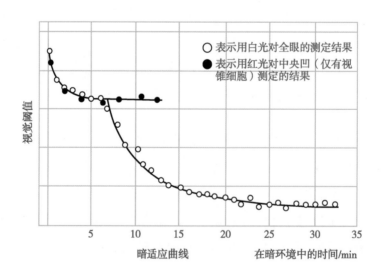

图 5-3-2　暗适应曲线

（2）暗适应机制：在光刺激时，视紫红质发生了分解而褪色，变为视黄质（视黄醛 + 蛋白质）。暗适应时，视紫红质循原路线重新合成。时间愈长，完成暗适应时间就较慢。解释机制，并联系临床的夜盲症，即属于此功能受损。夜盲（night blindness）的患者即杆状感光细胞存在功能障碍，在暗处杆状色素细胞不能正常工作，对弱光的敏感度降低或丧失，称之为夜盲。

（3）影响暗适应的因素：包括照明、年龄、视网膜受照部位、视网膜营养状态及不同眼别。暗适应前的视野亮度愈高，视觉感受性就愈低，暗适应越慢，时间越长。青少年阶段，暗适应能力逐渐增加，以 30 岁为界，30 岁后暗适应的感受性就逐渐降低。视网膜受照部位及营养状态不同，反映出的结果有所不同。缺乏维生素 A 会引起暗适应机制紊乱。一只眼对光的感受性可因另一只眼受到各种有关刺激而发生变化。例如，白光刺激一只眼可使另一只眼的感受性提高，而如用红光刺激一只眼可使另一只眼的感受性降低。

（4）暗适应意义与应用：使人类适应环境明暗的范围更大，使人类运用这些规律更好地适应环境、指导工作，暗适应还会增加眼睛的有效曝光时间，在几种不同的适应色光中，只有红色光暗适应保持得最好。

人所处的周围环境的变化是非常巨大的，从星光闪烁的星空到阳光明媚的白天之间亮度相差数百万倍，如果没有视觉适应机制，人就不容易在变动着的环境中进行精细的视觉信息分析，对环境刺激的反应就会发生困难。所以，视觉器官的适应能力是动物在长期的生存斗争中，通过不断和环境相互作用形成并固定下来的，具有重要的生物学意义。由于人们对明暗适应的时间相差悬殊，因此，在电影院设计中，常采用逐渐降低照度的熄灯方法，以便观众们很好地适应。在隧道口的照明一定要达到足够高的水平，才可能降低此处车祸的发生率。

2. 明适应　从暗处到亮处，视觉系统对高亮度环境的感受性缓慢降低的过程称为明适应（light adaptation）。与暗适应对比，明适应从暗处到亮处，眼睛大约经过 1min 基本适应。

其机制是视杆细胞在暗处蓄积了大量的视紫红质，进入亮处遇到强光时迅速分解，因而产生耀眼的光感。只有在较多的视杆色素迅速分解之后，对光较不敏感的视锥色素（视紫蓝质）才能在亮处感光而恢复视觉。只要环境中光照亮度超过每平方米 10^{-3} 烛光，视锥细胞就会被激活。明适应的过程一般比较迅速，由于所用的测定方法不同，得到的结果也不尽相同。但是，一般说来，在最初半分钟内感受性下降很快，以后适应的速度有所减慢，$2\sim3\text{min}$ 内即可达到稳定的水平。

在光适应过程中，眼睛首先通过调节瞳孔大小来适应光线刺激的强弱变化。光量的增加，瞳孔在 $3\sim4\text{s}$ 内就能迅速缩小以保护视网膜，免使过强光线对它的损伤。与此同时，视杆细胞作用转到视锥细胞作用。当缩小瞳孔无法适应高强度的光时，视网膜外层的黑色素颗粒（脉络膜）就会起到保护作用，能减少直接作用于感光细胞的光能量。若遇上强度更高的光刺激时，人们会保护性地闭上眼睛。

由于人眼在不同亮度环境下的视觉具有不同的特性，因此我们分别将其称为明视觉（photopic vision）、暗视觉（scotopic vision），处于二者之间的视觉称为中间视觉（mesopic vision）。明、暗视觉之间有差异（表 5-3-1）。

表 5-3-1　人眼的明、暗视觉对比

序号	项目	明视觉	暗视觉
1	感受器	锥状（650万）	杆状（1.2亿）
2	视网膜上位置	中央，边缘少	边缘，中央无
3	神经过程	辨别	累积
4	波长峰值	555nm	505nm
5	亮度水平	昼光（$3.18\times10^{-4}\sim3.18\times10^{3}\text{cd/m}^2$）	夜光（$3.18\times10^{-7}\text{cd/m}^2$）
6	颜色视觉	正常三色视觉	无彩色视觉
7	适应速度	快（约7min）	慢（约30min）
8	空间辨别	分辨能力高	分辨能力低
9	时间辨别	反应快	反应慢
10	感光色素	视紫蓝质	视紫红质

3. 颜色适应（chromatic adaptation） 是指色光持续刺激下，引起

视觉系统对色调感觉的变化。不同色光的持续刺激，引起颜色敏感性程度降低的水平也不同。蓝光降低最快，红光居中，绿光最慢。人眼对色光适应后，除使同一感受器的敏感性降低外，还会导致其他一些感受性的敏感性增高，并对一系列颜色感觉发生变化。如在对蓝光适应后，除降低对蓝光的敏感性外，还会将青色感觉为绿色。合理控制每幅彩色图像呈现的时间和不同彩色图像间的排列，可以避免颜色适应的影响。

（二）视 觉 后 像

视觉后像是指光刺激作用于视觉器官时，细胞的兴奋并不随着刺激的终止而消失，而能保留一短暂的时间的现象。这种在刺激停止后所保留下来的感觉印象称视觉后像，简称后像（afterimage）。后像的产生与视细胞在有无强光照射下不同的反应程度有关。

后像包括正后像（positive afterimage）和负后像（negative afterimage）。正后像是与原刺激的色彩或明度相似的后像，而负后像是指明度与原刺激相反或色彩与原刺激互补的后像。正后像在于它保持着原来效应刺激物所具有的同一品质的痕迹。如在暗室里把灯点亮，在灯前注视灯光三四秒钟，再闭上眼睛，就会看见在黑的背景上有一个灯的光亮的痕迹。这是正后像，因为它保持着原来效应刺激物——灯光的同样的"亮"的品质。随着正后像出现以后，如果继续注视，就会发现在亮的背景上出现一个黑斑的痕迹。这是负后像，因为它保持的"黑"品质和原来效应刺激物——灯光"亮"的品质相反。一般认为，负后像的产生是由于当外在颜色刺激停止时，与此颜色有关的视素的对立过程开始活动，因而产生原来颜色的补色。

（三）视 觉 对 比

1. **同时对比（simultaneous contrast）** 两种不同的色光同时作用于视网膜的相邻区域的对比。黄色中的红色会偏于光谱中的紫色的一侧；蓝色中的红色就会偏于橙色。色彩的同时对比遵循一定的规律：

（1）亮色与暗色相邻，亮者更亮，暗者更暗；灰色与艳色并置，艳者更艳，灰者更灰；冷色与暖色并置，冷者更冷、暖者更暖。

（2）不同色相邻时，都倾向于将对方推向自己的补色。

（3）补色相邻时，由于对比作用强烈，各自都增加了补色光，色彩的鲜明度也同时增加。

（4）同时对比效果，随着纯度增加而增加，以相邻交界之处即边缘部分最为明显。

（5）同时对比作用只有在色彩相邻时才能产生，其中以一色包围另一色时效果最为醒目。

2. 连续对比（successive contrast） 两种不同的色光相继作用于视网膜的同一区域时的对比。连续对比最显著的特征是对比的双方色彩具有色彩的不稳定性。在同时对比中，色彩的差异很容易辨别，而在连续对比时，色彩的微差就不容易分辨了。

在日常生活中经常会发生视觉适应、后像及对比等视觉现象。如图 5-3-3 所示，你会看到许多黑点，但当你真正去数黑点的时候，你会发现一个也没有，这是由于视觉负后像和颜色对比导致的。如果你集中精力盯着其中一个白点看 5s 以上，你会发现周围的白点都消失了，这是因为那些白点正好落在了你的视觉盲点上，这是视觉神经的生理机制导致的，盲点顾名思义是不能知觉到图像的。

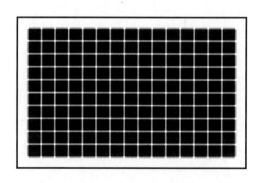

图 5-3-3　视觉后像及对比图

第四节　颜色视觉

一、颜色及其定律

1. 颜色的概念　颜色是不同波长的可见光引起人的一种主观感觉。从心理物理学的角度，在颜色的感知中物理量是指不同波长的电磁波，感觉量是不同的颜色感觉。

颜色主要包括非彩色和彩色两大类。其中，非彩色主要是指白、黑和不同深浅的灰，而彩色是指白黑灰以外的其他各种颜色。

2. 颜色属性

（1）色调（hue）：色调又称色相，指某种颜色的具体感觉，是区分色别的特性。不同波长的单色光，表现为不同的色调。每种颜色都有其一定的波长范围：红色光的波长从 750nm 至 650nm；黄色光从 630nm 至 560nm；绿色光从 540nm 至 500nm；蓝色光从 500nm 至 420nm；紫色光从 420nm 至 400nm，通常所说的单色光，只是相对而言的，指光谱中呈现某一种颜色的一定范围波长的光波，目前的技术不能获得单一波长的纯净色光。例如 545nm 的单色光表现为绿色。光的波长范围不同，区分色调的能力不同。例如，495nm 青绿色和 590nm 橙黄色附近，辨色能力最强。650nm 红色附近和 430nm 紫色附近，相差几十纳米波长人才能区分出色调的不同。

（2）饱和度（saturation）：饱和度是指某种颜色的纯正程度，是区分颜色纯度的特性。在可见光谱中，各种单色光都是饱和的，掺入白光后变成不饱和光。掺入白光的比例称为饱和度，白光越少，饱和度越高，颜色越接近于白色，其饱和度越低。

（3）明度（lightness）：明度指某种颜色的明暗程度，是区分颜色明暗的特性。同一色相不同明度，不同色调不同明度。

不同波长的光达到同样亮度感觉时，辐射通量并不相同。因此，规定达到同样亮度时，555nm 光的辐射通量 Φ_E（555）与任一波长 Λ 光的辐射通量 Φ_E（Λ）之比为波长 Λ 光的视见函数（visibility function）。由此引申，对于视光专业检查过程中常用的红绿视标，其设计的关键点在于：红绿视标的颜色明度相近，同时要求对于正视眼而言，在视网膜上形成的位置色差中，红色弥散斑和绿色弥散斑大小相近。

3. 格拉斯曼颜色光混合定律

（1）补色与补色律：如果两种彩色光以适当的比率混合后可以产生白色，则称这两种彩色光互为补色（complementary color）。

举例：575.5nm 的黄光与 474.5nm 的蓝光以适当比例混合后得到白光，二者为互补色。

引申：视光专业的防蓝光眼镜，即应用了这个原理。

（2）中间色与中间色律：任何两种非补色光相混合，所形成的颜色光为中间色。

（3）颜色光代替律：如果颜色光 A= 颜色光 B，颜色光 C= 颜色光 D，则有：颜色光 A + 颜色光 C = 颜色光 B + 颜色光 D。

（4）亮度相加律：混合色光的总亮度等于组成混合色光的各种颜色的亮度的总和。上述的颜色混合定律不适合用于染料或涂料的混合。

4. 色光三原色　原色是指只能配成其他颜色，而不能由其他颜色配成的颜色。光的三原色是红色、绿色及蓝色。间色是由两种原色配成的颜色，而复色是指由三种原色按不同比例配成，或由间色加间色而成的颜色。

5. 色料混合　色料主要包括染料及颜料，其中，染料是指凡是能溶于水，油、乙醇等有机溶剂的色料；颜料是不溶于水及有机溶剂的色料。不同的色料经混合后，吸收的光波增加，颜色的反射光或透射光减少了，这种混合称减色混合。

色料不同于色光，色料的三原色分别是青色、品红及黄色。调整色料三原色的比例可混合出所有的色彩，且色料三原色不能由其他色料混合得到。需要注意的是，由于色料对光线的吸收、反射不会非常彻底，严格来说，理想的三原色色料是不存在的。

色料混合定律主要包括等量混合、不等量混合及补色。等量混合是指相同比例的两种或两种以上的色料混合产生另一种颜色。不等量混合是指不同比例的两种或两种以上的色料混合也会产生一种不同的颜色，但与上述等量混合时颜色不同，且随混合比例的变化而变化。如果两种色料相加得到黑色，那么这两种颜色互为补色。如红与青、绿与品红、蓝与黄互为补色。

6. 物体的颜色　物体通过反射或透射外界光线而呈现出一定的颜色，根据对光线的作用，可将物体分为反射体及透射体。反射体主要对外界光线进行反射，而反射体反射什么颜色，人眼就可感知到这种颜色。透射体主要对外界光线进行透射，透射体透过什么颜色，人眼即感知这种颜色。

结合视光临床检查中常用到的融合功能——Worth 四点检查中，涉及的原理最主要的就是借助于配戴左右眼不同颜色的红、绿滤片而实现红绿分视；以此观察视标，配戴红镜片的右眼应当能够看到红色的菱形视标及下方的圆形视标，而配戴绿镜片的左眼应当能够看到绿色的十字视标及下方的圆形视标。若看到圆点是白色，则是红绿互补原理，说明双眼的信号强度相差不大，若圆点呈现红色或绿色，则代表右眼／左眼为主导眼。

二、色觉及其理论

色觉是指人的视觉系统对不同波长光刺激所产生的主观感觉，它是人的一种视觉功能。

1. 色觉理论　目前，色觉理论主要包括三色学说、四色学说及阶段学说三个重要的学说。

（1）三色学说：三色学说又称为 Young-Helmholtz 学说。T. Young 于 1802 年提出：视网膜有三种感觉神经纤维，每种神经纤维的兴奋，都引起一种原色的感觉。1862 年，Helmholtz 补充提出：视网膜的三种神经纤维对光谱中的某一波长都有其特有的兴奋水平，三种纤维不同程度地同时活动就产生了相应色觉，三种纤维受同等刺激则产生白色感觉，无刺激为黑色感觉。例如，580nm 的光引起"红"和"绿"纤维的兴奋而产生橙黄色感觉。

该学说的最大优势是能充分说明各种颜色的混合现象，但缺陷是不能满意地解释色盲和互补色的存在。

（2）四色学说：四色学说又称为 Hering 学说或对立学说。1878 年 Hering 观察到颜色现象总以红－绿，黄－蓝，黑－白成对地出现，因而提出视网膜存在三对视素，分别为：红－绿视素，黄－蓝视素，黑－白视素。每对视素可分解也可合成，分解产生一种颜色视觉，合成产生另一种颜色视觉。对黑－白视素，光刺激分解，产生白色感觉；无光刺激合成，产生黑色感觉。对红－绿视素，红光刺激分解，产生红色感觉；绿光刺激合成，产生绿色感觉。对黄－蓝视素，黄光刺激分解，产生黄色感觉；蓝光刺激合成，产生蓝色感觉。

该学说能很好地解释各种颜色感觉和颜色混合现象，并可以解释色盲是由于缺乏一对视素或两对视素的结果，也解释了补色现象。但不足之处在于无法合理阐释红、绿、蓝三原色能够产生所有光谱的色彩。

（3）阶段学说：以上三色学说及四色学说各有特点，阶段学说可以看作是以上两种学说的相互结合，认为颜色的感知分为三个阶段。第一阶段为视网膜阶段，视网膜有不同感光色素的视锥细胞，选择地吸收光谱不同波长的辐射，同时每一物质又可单独产生白和黑的反应。在强光作用下产生白的反应，无光刺激产生黑的反应。第二阶段，发生在神经冲动由视锥感受器向视觉中枢的信息传导、加工过程中，红或绿、黄或蓝、白或黑反应又重新组合，形成三种对立性的神经反应。颜色视觉的最后阶段发生在大脑皮层的视觉中枢，在这里产生各种颜色感觉。

有研究对该学说进行印证，通过绘制视锥细胞的光谱吸收曲线，发现视网膜上确实存在三类吸收光谱，其峰值分别在 564nm、534nm 和 420nm 处，相当于红、绿、蓝三色光的波长。

2. 影响色觉的因素

（1）环境亮度：不同照明条件下的光谱敏感曲线不同，明视觉与暗视觉中的敏感光线有所区别。在明视环境下，光谱吸收峰值在 555nm 的黄绿色光，而在暗环境下，光谱吸收峰值在 507nm 的绿色光。

（2）Bezold-zbrucke 效应：Bezold-zbrucke 效应是指光的色调随光强度增加而变化的现象。但在可见光谱的范围中，波长 478nm、503nm 和 578nm 光的色调不随光强增加而变化，称为不变点。光强增强时，波长小于 478nm 的光，倾向蓝，波长大于 478nm 的光，倾向黄。

（3）颜色视野：由于视锥细胞分布的不均匀，所以视网膜上不同刺激部位的色觉不同。不同颜色的视野范围不同，大小顺序依次为：白、黄、蓝、红、绿。中心凹 30°～40° 以外为红绿色盲区，中心凹 60°～70° 以外为全色盲区。

（4）注视时间：注视时间过短容易使人感觉颜色的饱和度较低。与之相反，注视时间过长则会产生视疲劳的症状。

三、色觉异常及其检查

颜色主要包括三要素：色调、明度、饱和度。色觉正常者能够准确地分辨各种颜色，而色觉异常者辨别颜色的能力差或丧失。色觉异常又称色觉障碍，包括色弱和色盲两大类，色弱是指对颜色的辨别能力降低（辨色功能不足），色盲是指不能辨别颜色（辨色能力丧失）。按照来源可以分为先天性和后天获得性。

（一）先天性色觉异常

大多数色觉异常属于先天性色觉异常，是由于 X- 性连锁隐性遗传导致的。故色觉异常的发生概率男＞女，男性患病率约为 5%～8%，女性约小于 1%。外祖父的色盲通过其女儿遗传给外孙，而女儿只是基因的携带者并不色盲。只有父亲与外祖父均为色盲的，才会出现第三代女色盲。

1. 三色视者　色觉正常者的视网膜包含三种感色视锥细胞，分别感受光的三原色——红、绿、蓝。异常三色视者也有这三种细胞，配色时所用原色与色觉正常者所用原色有差异，配出的颜色也与色觉正常者不同。辨色时，对某些色调的辨别能力下降称为色弱。

色弱患者对于颜色不是完全辨认不出，但时间延长、往往需要饱和度更高、明度更高的颜色。轻度色弱并不影响日常工作、学习。色弱患者配色时，需要比色觉正常者更丰富的红、绿或蓝才能配出与色觉正常者接近的颜色。三种色弱患者比较，绿色弱最多，蓝色弱最少。红色弱是指对红光敏感的视锥细胞的敏感波段移向波长相对短一些的红光波段。绿色弱是指对绿光敏感的视锥细胞的敏感波段移向波长相对长一些的绿光波段。蓝色弱是指对蓝光敏感的视锥细胞的敏感波段移向波长相对长一些的蓝光波段。

2. 二色视者　丧失对一种原色的辨别力者，称为二色视者。二色视者视网膜只有两种感色视锥细胞，配色时只用两种原色，配出的颜色也与色觉正常者截然不同。这类色觉异常称单色盲。单色盲相对色弱而言，色觉异常的程度要重，对日常工作、学习可能造成影响。在某些职业的选择上受限，如：司机、化工、医学等。

单色盲主要包括三种，即红色盲、绿色盲及蓝色盲，分别缺少对红光、绿光及蓝光敏感的视锥细胞。

3. 一色视者　丧失对两种原色的辨别力者，称为一色视者。一色视者是完全的色盲，对任何颜色均无法分辨，又称全色盲。全色盲者只能根据颜色的明暗辨认物体。全色盲的患病率为 0.002%～0.003%，极为少见，比单色盲少很多。视物效果类似彩色电视和黑白电视，依靠明暗程度辨识。

全色盲可以分为以下两类：一种是视杆细胞性全色盲，是由于视网膜缺少视锥细胞或功能丧失引起的，特点是视力低、畏光；另一种是视锥细胞性全色盲，视网膜有大量视锥细胞，但辨色功能下降。全色盲的视力正常，患者辨别视力、轮廓没有问题，但是色觉严重障碍，工作选择非常受限。

先天性的色弱和单色盲往往不能发现自己的色觉异常。在他们与色觉正常者的交往中已慢慢学会用色觉正常者同样的名称来称呼自己所看到的颜色。

（二）获得性色觉异常

由视觉系统疾病引起的颜色分辨能力减退称为获得性色觉异常，多是由于后天疾病所致。如：白内障导致晶状体混浊、色觉障碍。黄斑病变会导致视锥细胞异常，色觉异常。青光眼、视神经炎及视皮层病变等均会引起色觉异常。

（三）色 觉 检 查

色觉的检查基本为主观检查，需要被检者主观描述、选择。这也源于色觉的定义，色觉就是大脑对于视觉器官接受外界信号的主观反应。

1. **假同色图**　测验图由颜色相同，而明度不同的色点排列成数字或图形。色觉正常者通过色调的不同辨认数字或图形。正常明度感觉的色盲者通过明度的不同辨认数字或图形，而忽视了颜色不同但明度相同的色点组成的另一些数字或图形，因此得出不同的答案。需要注意的是，有些图片色盲者并不是说不出数字、图形，而是与正常者不同。如图 5-4-1 所示，红绿色盲者中的红色盲者能读出 6，而绿色盲者能读出 2，但红绿色弱者及正常者则两个字都能读出来。

色觉检查过程中需要保证间接照射的自然光或日光灯光，检查距离为40～50cm，要求被检者正对检查图，每图辨别时间在 5s 以内，根据图注来判断眼的色觉状况。

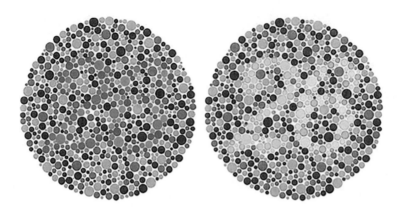

图 5-4-1　假同色图检查色觉

2. 色相排列法　FM-100 色调和 D-15 色盘检查属于色相排列法。此类方法将很多不同的色调制成的色块进行排列。

（1）FM-100 色调检查：FM-100 色调检查仪由 93 个不同波长的色相子（波长 455～633nm），分装在 4 个木盒里，每个盒的两端各有一固定色盘，作为色调匹配使用，其余色盘均可移动。在固定照明下，嘱被检查者按色调变化规律，顺序排列色盘，每盒限定 2 分，将排好小盒背面的编号记载到记录单上，并记分作图。检查效果比较理想，但耗时长，携带不便。

（2）D-15 色盘：D-15 色盘原理与 FM-100 相似，包含 16 个色相子，1 个固定。要求被检者按色调进行排列，其携带方便，适用于各个年龄段（幼儿、儿童、老年人）。由于其是大色块的检查方式，故更适合低视力人群及儿童。

（3）颜色混合测定器：又称 Nagel 色觉镜检查法。色觉镜是根据红光、绿光适当混合成黄光的原理设计的一种光谱仪器。检查时，嘱被检查者调节上半部红光与绿光的比率，使之混合成与下半部黄光的颜色和亮度完全相同。按照周边刻度进行记录。色觉镜的检查较为准确，但价格昂贵，不便于筛查及临床应用。

四、色彩的心理效果

（一）色感的共通性（common character of colour sense）

色感的共通性是指色性相近的色彩对个体视觉的影响，及其产生的心理效应存在相互联系、密切相通的现象，这是颜色产生的心理感觉的一般特点。例如，工人在青蓝色的场所工作，14～15℃时就感到冷；而在橙红色的场所，11～12℃时还不感到冷，主观温差效果最多可达3～4℃之多。夏夜街道采用青白色的照明光源，给人凉爽舒适的感觉，冬天则寒气袭人。在广告设计中，白底黑字时感觉字显小，黑底白字感觉字显大。明度对轻重感的影响比色相的影响明显，究其原因，一是波长对眼的影响，二是颜色联想，三是色彩爱好引起的情绪反应。

有些动物也能观色，如红橙色的马廊里的赛马较青绿色马廊里的马容易烦躁不安，蜜蜂和部分鸟类可以分辨颜色，但它们都不会发生像人那样的心理感受。色彩给人的心理感受丰富多彩，因而有"人面桃花""红叶题诗""织锦回文""锦屏射雀"的动人故事。诗人的多情气质和体贴入微的观察对色彩的心理效应相对于常人可能有更深刻的理解。李坤《蕉火花》诗云："红蕉花样炎方识，痒水溪边色最深。叶满丛深殷似火，不唯烧眼更烧心。"诗中将红与火、眼与心之间的通感描写得具体生动。

（二）色彩的联想

联想是人们由此一事想到彼一事的心理过程。客观事物本身是相互联系的，而我们的感官又是相互沟通的，这就形成了事物联想的客观基础。联想分为简单联想及复杂联想，前者如时空的接近联想、相似或类似联想、对比或类比联想、因果或推理联想等；后者如关系联想、意义联想和抽象联想等。

色彩的具体和抽象的联想主要是源于人们对于色彩的记忆，由于类型上的相关性、时空上的连续性及范围上的扩展性，因而产生由此及彼、由表及里的联想。同时，联想可以导致象征作用，这与社会文化、宗教习俗、民族心态、个人经验等多种因素有关。例如，白色建筑群容易使人联想到医疗、科研建筑，因为白色令人感到清净、纯洁；淡黄色建筑使人联想到托幼建筑、中小学校，因为淡黄色充满希望和活力；五彩缤纷的宫殿使人联想到富丽堂皇；灰色的长城使人感觉庄严肃穆、令人敬畏；红墙庙宇让人感到权力的伟岸和力量的集中。

（三）色彩的爱好

色彩的爱好主要是出于人们心理上的判断，因而是一个心理环境学的概念。尽管在人们作出判断之前，环境已经在某种程度上决定了他的审美趋向。例如，由于地域地区、政治宗教、民风民俗、职业地位、时代特征和个人素养等，对某种色彩用得多、印象好，在有意与无意之中，在历史与现实的共同作用下，某种色彩就将会得到较高评价。它基于人们的生理快感和心理快慰，使审美主体与审美形象高度契合，从而产生色彩爱好的评价。

一般来说，女性、年幼、感情丰富和民主思想强的人对色彩的反应比男性、年老、逻辑思维和强权思想强的人要敏感；生活水准高的、文化修养高的、开放性强的、性格外向的人对色彩的感觉比生活水准低的、教育程度低的、保守性强的、性格内向的人要丰富；城市色彩比乡村色彩丰富；民主政治时期比强权政治时期色彩丰富。物质生活水平提高，精神文明提高，社会生产力发展都有利于色彩的丰富。

此外，色彩爱好显然与地域也有一定关系，我国南方气温较高，无论从心理上还是物理上均喜爱采用浅淡的冷色调，而北方寒冷，则喜爱采用暖色调。色彩爱好与民族有关，汉族喜欢红、黄、绿色。这是因为红色用于喜庆，表示幸福和热烈，黄色表示神圣、权势、光明，多为帝王和庙宇所用；绿色则象征繁荣和青春长驻（法国忌绿地毯，因法国人死时有铺绿叶的习俗）；而黑、白色多用于丧事。回族喜爱黑、白、蓝、红、绿等，丧事用白色。藏族喜爱黑、红、橘黄、紫、深褐色等，忌讳淡黄和绿色，白色表示尊贵、纯洁、崇敬。

第五节　视　知　觉

一、视知觉

1. 视知觉及其作用　视知觉是指人脑对作用于视觉器官的外界事物的整体反应，是人对视觉信息的认知和理解过程。有时视觉器官看到的内容和大脑意识到的内容并不相同，这与生活经验、认知能力相关，比如婴幼儿和成人同时看到的物像，在大脑产生的反应却不相同。因此，视知觉与视觉有所差异。视觉是视觉器官对视网膜光学像的感光反应，而视知觉是视中枢对视网膜接受光学刺激而产生的神经冲动，并经视路传递至视中枢，进而产生的视觉整体反应。视知觉包含了视觉接收的基本要素，也包含了视觉认知两大部分。

视知觉主要包含以下 3 种作用：觉察、区分及确认。觉察（detection）是指发现事物的存在。区分（discrimination）是把一个事物或其属性与另一个事物或其属性区别开来。确认（confirmation）是指人们利用已有的知识经验和当前获得的信息，确定知觉的对象是什么，给它命名，并纳入一定的范畴。

2. 视知觉的特性

（1）选择性：人在知觉过程中把知觉对象从背景中区分出来，优先进行清晰地反映的特性叫作知觉的选择性。其中被清楚地知觉到的客体叫对象，未被清楚地知觉到的客体叫背景。把对象从背景中区分出来，一般取决于三种条件：①当对象与背景的差别越大、对比度越大时，对象越容易被感知，如黑板写白字、夜晚的鸣笛声等，反之则不易被感知，如白色餐盘中的米饭、草地中的绿色昆虫等；②当对象相对活动，而背景相对不动时，或对象相对不动而背景相对活动时，对象也容易被感知，如跑步队伍中停滞不前的人、夜空中的流星；③当对象是自己熟悉、感兴趣的内容时，或是与人的愿望、需求、任务相联系时，也较易被感知，如在嘈杂环境中听见别人喊自己的名字会容易听到。

（2）整体性：整体性是指人在过去经验的基础上把由多种属性构成的事物知觉为一个统一的整体的特性。知觉的整体性一般取决于四种因素：①知觉对象的特点，如接近、相似、闭合、连续等，空间或时间上接近的刺激物容易被知觉为一个整体；②对象各组成部分的强度关系也影响知觉的整体性，知觉对象强度较大的组成部分具有重要意义，往往决定了对知觉对象的整体认识；③知觉对象各部分之间的结构关系，同样一些部分，若处于不同的结构关系中，就会成为不同的知觉整体；④知觉者本身的主观状态，例如既往的知识水平与生活经验，当知觉对象提供的信息不足以进行明确、清晰地辨识时，知觉者会以过去的知识、经验补充当前的知觉。

（3）理解性：理解性是指人们在对现时事物的知觉中，需要以过去的经验、知识为基础的理解，以便对知觉的对象作出最佳解释、说明。在对知觉对象的理解过程中，过往的经验发挥了重要的作用。同时，语言的指导对知觉的理解性也非常重要。在较为复杂、知觉对象外部标志并不明显的情况下，言语的指导作用有助于唤起人们的过去经验，便于对知觉对象的理解。此外，知觉对象本身的特点、人的情绪、动机及实践活动的任务等也对知觉的理解性有一定的影响。

（4）恒常性：恒常性是指客观条件在一定范围内改变时，知觉像保持相对不变，我们把物理刺激变化而视知觉保持稳定的现象叫作视知觉恒常性。构成视知觉恒常性的主要成分有四种，即亮度、颜色、形状及大小恒常性。亮度恒常性是在照明条件改变时，物体的相对明度或亮度保持不变。颜色恒常性意味着对于熟悉的物体，当其颜色由于照明等条件改变而变化时，颜色知觉趋于保持相对不变的知觉特征。形状恒常性是指虽然从不同角度看物体，所成视网膜像会发生轻微变化，但我们实际知觉到的、认为的物体形状并不会发生改变。大小恒常性即不同距离的物体所成的视网膜像大小不一，但我们实际知觉到的物体大小基本保持一致。

（5）适应性：视觉输入发生变化时，我们的视觉系统能够适应这种变化。

初次配戴眼镜不适，到舒适就是一个视知觉适应性的表现。视觉适应是一个重要的视觉现象，包括暗适应、明适应、颜色适应等等，关于视觉适应的详细介绍见第三节的"视觉适应"部分。

二、空间视知觉

空间视知觉反映了人对客观世界物体的空间关系的认识过程。空间知觉是多种能力协同活动的产物，视觉、触觉、运动觉等的经验相互联系，对空间知觉的获得起着重要的作用。

（一）形状视知觉

形状视知觉是指大脑对物体形状特征的反映，靠视觉、触觉以及动觉等多种感觉联合实现。

1. 形状的特征分析　形状的特征分析主要是轮廓，即物体与背景的分界面。要知觉物体的形状，必须辨别物体的轮廓。有时物体并没有实际的客观轮廓，而在主观上存在一定的轮廓，即客观上不存在明度或色调的梯度变化，而人在一片同质的视野中却"能看"到的轮廓。

2. 图形的组织原则　图形的组织原则包括邻近性、相似性、对称性、连续性、共同性、方向性、简单性。空间上接近的部分，容易组成整体。视野中相似的成分容易组成图形。在视野中，对称的部分容易组成图形。具有良好连续的事物，容易组成图形。某些成分按共同方向运动或变化等，容易组成图形。视野中具有简单结构的部分，容易组成图形。

（二）大小视知觉

视网膜像的大小与视角大小有关，而视角又与注视距离及物体尺寸密切联系。大小视知觉符合物体的熟悉性，即当物体距离改变时，虽然视网膜影像的大小改变了，但熟悉的大小使人们能较准确地知觉到物体的实际大小。邻近物体的大小对比遵循以下特点：有两个实际大小相等的物体，一个物体处在细小物体的包围中，一个物体处在较大物体的包围中时，知觉到的物体大小是不相同的。此外，体态变化与大小视知觉也有关系，身体姿势和环境间的正常关系是维持大小恒常性的重要条件。

（三）深度知觉

视觉线索是指环境中各种参照物提供的物体方位、距离和照明条件的信息，对于视知觉的感知具有重要的作用。视觉线索说明人的知识、经验对知觉恒常性的重要意义。当观察条件改变时，人们利用生活中已经建立的某种联系，就能保持对客观世界较稳定的知觉。

1. 眼动线索　眼动线索包括调节和集合。其中，调节只能在较小的距离范围内起作用，它只在几米范围内有效，而且也不很精确。集合也是只能在近距离范围内发挥作用，对于太远的物体，双眼视轴接近于平行，对估计距离意义不大。

2. 单眼线索　单眼线索是在单眼注视时，某些现象可能会对距离、深度觉感知有一定的提示作用，如对象遮挡、物体大小、线条透视、相对高度、空气透视、结构级差、明亮和阴影、运动视差与运动透视等。物体相互遮挡是判断物体前后关系的重要条件，同样大小的物体在近处要比在远处的视网膜像大。处于同一平面上的物体，利用他们各自所成视角的大小，可以帮助判断其远近。在其他条件相等时，视野中两个物体相对位置较高的那一个，就显得远些。透过空气看不同远近的物体，其清晰度不同。视野中物体在视网膜上的投影大小及投影密度上的递增和递减，称为结构级差。表面较亮的部分容易被看成是凸起来的，表面较暗的部分容易被看成是凹进去的。当环境静止而观察者运动时，由于不同距离的物体相对眼睛的视角变化不同，会感到近处物体在向后移动且较快。

3. 双眼线索　单眼线索主要强调视觉刺激本身的特点，双眼线索则强调双眼的协调活动所产生的反馈信息的作用，最主要的双眼线索即为双眼视差。由于正常的瞳孔距离和注视角度不同，造成左右两眼视网膜上的物像存在一定程度的水平差异。这种双眼视网膜像出现的微小水平像位差，称为双眼视差。在观察立体视标的时候，两只眼睛由于相距约60mm（瞳距），因此观察角度稍有不同，左眼看到视标左侧部分稍多一些，右眼看到右侧部分稍多一些，形成了双眼视差，这是在双眼同时注视时形成立体深度感觉的重要基础。

双眼视网膜上距离黄斑同方向、等距离的点称为视网膜对应点，其投射在外界空间中会形成双眼单一视圆（horopter），落在此圆上的物体都会被单一视，在此圆周围一定空间范围内的物体不仅会单一视，而且会形成立体感觉，这个范围称为融像感觉圈（Panum区）。因此，在双眼视网膜对应点上查到的视差为零视差，会形成具有双眼单一视，但无立体深度感觉。而在单一视圆注视点前与后的物像会刺激两眼视网膜的非对应点，分别形成交叉视差与非交叉视差。位于注视点前的物像落在双眼黄斑颞侧网膜，为交叉视差，位于注视点后的物像落在双眼黄斑鼻侧网膜，为非交叉视差。此外，双眼注视时，在单一视圆外、但位于融像感觉圈内的物像，会形成具有深度立体感觉的单一视。

4. **方位定向**　方位定向反映了对物体的空间关系、位置和对机体自身所在空间位置的知觉。视觉方向定位主要依靠视网膜上的成像位置及主、客观参照物来进行定位。若参照物发生改变，方位的认知也往往会受到影响。

三、视错觉

视错觉是指在视知觉条件改变时，人们的视觉系统不能正确反映外界事物特性的知觉现象，可分为大小错觉、形状错觉和方向错觉等。

（一）视错觉的分类

当我们观察物体时，基于错误的经验或不当的参照，可能会形成错误的判断和感知，包括大小错觉、形状和方向错觉及旋转错觉等，每种类型都包括多种多样的视错觉表现形式。如图5-5-1A中，两条线段的实际长度是相同的，但由于两端分别加入了不同朝向的箭头，而使人感知其长度并不相同，上方线段短于下方，这属于箭形错觉。图5-5-1B中，两条平行线由于附加线段的影响，使中间变窄而两端加宽，直线好像是弯曲的，这是形状方向错觉中的冯特错觉。图 5-5-1C 是弗雷泽螺旋，可称为最有影响的视错觉图形之一。你所看到的好像是个螺旋，但其实它是一系列完好的同心圆，这幅图形设计巧妙，以至于会促使你的手指沿着错误的方向追寻它的轨迹。

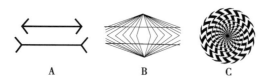

图 5-5-1　视错觉

A. 箭形错觉　B. 冯特错觉　C. 弗雷泽螺旋

（二）视错觉理论

1. 眼动理论　我们在知觉几何图形时，眼睛总在沿着图形的轮廓或线条作有规律的扫描运动。当人们扫视图形的某些部分时，由于周围轮廓的影响改变了眼动的方向和范围，造成取样的误差，因而产生各种知觉的错误。

2. 神经抑制作用理论　当两个轮廓彼此接近时，视网膜内侧抑制过程改变了由轮廓所刺激的细胞活动，因而使神经兴奋分布的中心发生变化，结果引起几何形状和方向的错觉。

3. 深度加工和常性误用理论　错觉具有认知方面的根源，人们在知觉三维空间物体的大小时，总把距离估计在内，这是保持物体大小恒常性的重要条件。当人们把知觉三维世界的这一特点，自觉、不自觉地应用于知觉平面物体时，就会引起错觉。

第二部分
双眼视觉临床应用

第六章
常见双眼视觉异常的分类

在临床中，对于调节功能异常，聚散功能异常和眼球运动异常的非斜视性双眼视觉异常患者，有一些常用的分类方法来将这些视觉异常进行分类。本书使用的调节分类方法来源于 Donders，由 Duke-Elder 和 Abrams 扩充，并且已经被视光学者普及，它包括调节不足、调节不持久、调节过度和调节灵活度下降等类别。早期常用的聚散功能异常分类多采用 Duane 分类法，包括集合不足、集合过度、散开不足和散开过度。这种分类方法最早被用于斜视的分类，后来被 Tait 用于双眼视评估，但是该分类方法没有涉及病因、AC/A、融像性聚散功能障碍等信息。双眼视异常的分类常采用 Wick 的分类法，该分类按照 AC/A 比率可分为三个主要类别，即低 AC/A、正常 AC/A 和高 AC/A。每一个类别都有三种可能的组合，包括远距离外隐斜视、正视或内隐斜视。

（1）低 AC/A：远距离正视（集合不足）、远距离外隐斜视（集合不足）和远距离内隐斜视（散开不足）。

（2）正常 AC/A：远距离正视（融像性聚散功能障碍）、远距离外隐斜视（单纯性外隐斜视）和远距离内隐斜视（单纯性内隐斜视）。

（3）高 AC/A：远距离正视（集合过度）、远距离外隐斜视（集合过度）和远距离内隐斜视（散开过度）。

该分类方法主要描述水平方向的眼位异常，事实上，垂直隐斜视也可以发生，垂直隐斜视可分为右眼或左眼上隐斜视。对于眼球运动异常，我们只使用一种诊断性分类，即眼球运动功能障碍，主要包括注视、扫视和跟随运动异常。

第一节 集合功能异常的分类

一、低AC/A

（一）远距离正位眼：集合不足

该类型的患者表现为远距离正位眼，低 AC/A，近距离中到高度外隐斜视。

【症状】患者的症状大多与阅读或近距离工作有关，如视疲劳和头痛、间歇性视力模糊、间歇性复视、烧灼感和流泪、不能持久集中注意力、纸上的文字涌动、阅读时有困倦感、长时间阅读后理解能力下降、阅读速度变慢等。

【体征】该类型患者的常见体征如下。

1. 近距离间歇性抑制。

2. 近距离中到高度外隐斜视或间歇性外斜视，而视远时正位。

3. 调节幅度正常，NRA 低、PRA 正常，双眼调节灵活度检查通过 +2.00D 困难，MEM（monoculer estimation method）动态检影和 FCC（fusion cross-cylinder）融合交叉柱镜结果偏低。

4. 低 AC/A。

5. 集合近点后退、近距离正融像性聚散降低、近距离聚散灵活度检查 BO 侧通过困难。

6. 外注视视差。

（二）远距离外隐斜视：集合不足

该类型的患者表现为远距离外隐斜视和低 AC/A，因此近距离的隐斜视明显大于远距离隐斜视，表现为高度外隐斜视。

【症状】该类型的症状与远距离正位眼（集合不足）患者类似，大多与近距离工作相关，如果远距离外隐斜视较大，则上述的症状在远距离下也同样存在。

【体征】该类型患者的常见体征如下。

1. 近距离间歇性抑制，立体视可能下降。

2. 近距离中到高度外隐斜视或间歇性外斜视，而视远时同样外斜视，但视近时外斜更严重。

3. 调节幅度正常，NRA 低、PRA 正常，双眼调节灵活度检查通过 +2.00D 困难，MEM 和 FCC 结果偏低。

4. 低 AC/A。

5. 集合近点后退，视远和视近时正融像性聚散都降低，近距离聚散灵活度检查 BO 侧通过困难，视远时可能正常。

6. 外注视视差。

（三）远距离内隐斜视：散开不足

该类型患者常表现为远距离内隐斜视（高张力性聚散）和低 AC/A，远距离内隐斜视更明显。

【症状】主要表现在远距离用眼时，如远距离用眼相关的视疲劳、间歇性视物模糊、间歇性复视、傍晚症状加重，通常表现为慢性症状，如头疼、眼痛等。

【体征】该类型患者的常见体征如下。

1. 远距离内隐斜视比近距离大。

2. 远距离负融像性聚散降低，远距离聚散灵活度检查 BI 侧通过困难。

3. 远距离内注视视差。

二、双眼视异常伴正常AC/A

（一）远距离正位眼：融像性聚散功能障碍

此处的正位眼，也可以指轻度的内或外隐斜视。患者出现该类功能异常的原因是融像性聚散功能障碍，表现为融像性聚散范围在 BO 和 BI 两侧均下降。

【症状】大多都与阅读或其他近距离工作有关：视疲劳和头痛、间歇性视物模糊、傍晚症状加重、烧灼感和流泪、不能持久和集中注意力、阅读时有困倦感、阅读时间增加理解能力下降、阅读速度慢等。

【体征】该类型患者的常见体征如下。

1. 远距离和近距离正位眼或低度内隐斜视或外隐斜视。

2. 调节幅度正常，低 PRA 和 NRA，单眼调节灵活度正常，双眼调节灵活度 +2.00D 与 −2.00D 均通过困难。

3. 聚散灵活度检查通过 BO 和 BI 均困难，远距离和近距离负融像性聚散和正融像性聚散均下降。

（二）远距离外隐斜视：单纯性外隐斜视

该类型患者在远距离和近距离表现为外隐斜视和正常的 AC/A。

【症状】患者的症状大多与阅读或其他近距离工作有关，且傍晚症状加重，如视疲劳和头痛、间歇性视物模糊、烧灼感和流泪、不能持久和集中注意力、阅读时有困倦感、阅读时间增加理解能力下降、阅读速度慢等。

【体征】该类型患者的常见体征如下。

1. 远距离和近距离外隐斜视量大致相等。

2. 集合近点后退，NRA 降低，MEM 和 FCC 结果偏低，双眼调节灵活度正镜通过困难。

3. 远距离和近距离正融像性聚散降低，远距离和近距离聚散灵活度检查通过 BO 侧困难。

4. 远距离和近距离表现为外注视视差。

（三）远距离内隐斜视：单纯性内隐斜视

该类型患者表现为远距离和近距离内隐斜视和正常的 AC/A。

【症状】患者症状表现为与远距离和近距离工作相关的视疲劳、远距离和近距离间歇性视物模糊、头疼、眼痛等。

【体征】该类型患者的常见体征如下。

1. 远距离和近距离内隐斜视量大致相等。

2. PRA 降低，MEM 和 FCC 结果偏高，双眼调节灵活度负镜通过困难。

3. 远距离和近距离负融像性聚散降低；远距离和近距离聚散灵活度检查 BI 侧通过困难。

4. 远距离和近距离内注视视差。

三、双眼视异常伴高AC/A

（一）远距离正位眼：集合过度

该类型患者表现为远距离正位眼并具有高 AC/A，而近距离则存在明显的内隐斜视。

【**症状**】症状大多与阅读或其他近距离工作有关，且傍晚症状加重，如视疲劳和头痛、间歇性视物模糊、间歇性复视、烧灼感和流泪、不能持久集中注意力、文字在纸上涌动、阅读时困倦感、阅读随时间增加理解力下降、阅读速度慢等。

【**体征**】该类型患者的常见体征如下。

1. 近距离显著内隐斜视。

2. 近距离负融像性聚散降低；近距离聚散灵活度检查通过 BI 侧困难。

3. 低 PRA；MEM 和 FCC 结果高；双眼调节灵活度 −2.00D 通过困难。

4. 近距离内注视视差。

（二）远距离内隐斜视：集合过度

此类患者远距离有低到中度内隐斜视（高张力性聚散），伴有高 AC/A。因此，近距离内隐斜视明显比远距离隐斜视大。

【**症状**】此类患者的症状大多都与阅读和近距离工作有关，且症状多在傍晚时加重，如视疲劳和头痛、间歇性视物模糊、间歇性复视、烧灼感和流泪、不能持续保持注意力、文字在纸上涌动、阅读时困倦感、阅读时间增加理解能力下降、阅读速度慢等。若患者远距离内隐斜视足够大，则可能在远距离也会出现间歇性复视、视物模糊和视疲劳等症状。

【**体征**】该类型患者的常见体征如下。

1. 近距离内隐斜视比远距离内隐斜视大。

2. 远距离和近距离负融像性聚散降低，远距离和近距离聚散灵活性降低，BI 侧通过困难。

3. PRA 降低，MEM 和 FCC 结果正值高，双眼调节灵活度 −2.00D 侧通过困难。

4. 远距离和近距离内注视视差。

（三）远距离外隐斜视：散开过度

该类型的患者表现为远距离有低到中度外隐斜视且高 AC/A，近距离外隐斜视明显比远距离小。

【症状】患者常主诉眼睛外转、偶有视近眼疲劳以及在强光下习惯闭一只眼等症状。

【体征】该类型患者的常见体征如下。

1. 远距离抑制，一级和二级融像困难，近距离立体视觉一般正常。

2. 远距离比近距离的外隐斜视大或间歇性外斜视。

3. AC/A 增高。

4. 集合近点正常，负融像性聚散不足，正融像性聚散充足。

四、垂直眼位异常

该类型患者的眼位在垂直方向上的偏斜可分为右上隐斜视或左上隐斜视。

【症状】此类患者的症状主要表现为视物模糊、头痛、视疲劳、复视、眩晕、长时间用眼后无法持续集中注意力、长时间用眼后困倦感明显以及阅读时串行或错行等。

【体征】该类型患者的常见体征如下。

1. 头位异常，存在垂直隐斜视。

2. 正负融像性聚散降低，远近聚散灵活性降低，BO 和 BI 两侧均通过困难。

3. 根据垂直偏斜的病程不同，患者的垂直性融像聚散可能降低或异常增大。

第二节　调节异常分类

一、调节不足

调节不足的主要特征为患者调节幅度的测量值小于该年龄正常调节范围的最低值。调节幅度的计算通常情况下使用 Hofstetter 计算公式，即 Amp=15−0.25× 年龄。当调节幅度的测量值小于计算值 2.0D 及以上时，可认为患者出现调节不足。

【症状】与老视相关的症状相似，调节不足的症状大多与近距离工作有关，如近视力模糊、近距离工作时眼部不适或有牵拉感、近距离工作出现疲劳感、阅读时集中注意力困难等。

【体征】该类型患者的常见体征如下。

1. 近距离轻度内隐斜视。

2. 调节幅度降低，PRA 降低，单眼或双眼调节灵活度 −2.00D 通过困难，MEM 和 FCC 结果偏高。

二、调节不持久

【症状】调节不持久的症状与调节不足相似，主要表现为近距离视物模糊、近距离工作时眼部不适或有牵拉感、近距离工作出现疲劳感、阅读时集中注意力困难等。

【体征】该类型患者的常见体征如下。

1. 近距离轻度内隐斜视。

2. 首次测量的调节幅度正常，重复测量后降低，PRA 降低，单眼和双眼调节灵活度负镜通过困难，其结果随着时间延长而减低，MEM 和 FCC 结果偏高等。

三、调节过度

【症状】调节过度患者的症状常表现为与近距离工作有关的视疲劳和头痛、远视力间歇性模糊以及从远处看向近处聚焦困难等。

【体征】该类型患者的常见体征如下。

1. 视力、客观和主观验光检查结果经常变化，低度逆规散光。

2. 近距离内隐斜视，远距离内隐斜视也可能出现。

3. MEM 和 FCC 结果降低，NRA 降低，单眼和双眼调节灵活度 +2.00D 通过困难。

四、调节灵活度下降（调节迟钝）

调节灵活度下降的一个重要特征是虽然调节幅度仍在正常范围内，但患者调节反应的潜伏时间与反应速度存在异常。

【症状】调节灵活度下降的患者常表现为在远近变换注视距离时聚焦困

难，近距离工作时出现视疲劳，阅读和集中注意力困难，近距离工作时出现间歇性视力模糊。

【体征】该类型患者的常见体征如下。

1. 单眼和双眼调节灵活度测试 ±2.00D 均通过困难。

2. PRA 和 NRA 降低。

第三节　眼球运动异常分类

通常情况下，眼球运动异常的患者大多存在注视异常、扫视异常和跟随异常等三个方面的问题。

【症状】存在眼球运动异常的患者的症状通常与阅读相关，如过多的头部运动、频繁的忘记先前阅读位置、阅读时丢字、阅读时跳行、阅读速度慢、阅读理解力差、注意力集中的时间短、从黑板抄写困难以及体育运动成绩差等。

【体征】该类型患者的常见体征如下。

1. Visagraph 测试低于正常水平。

2. DEM 测试分数低于 15%。

3. NSUCO（Northeastern State University，College of Optometry）眼球运动测试分数低于 15%。

第七章
常见双眼视觉异常的分析方法

第一节　图表分析法

此方法是将调节及双眼视功能检查结果绘于图表中，并以此来确定患者是否具有清晰舒适的双眼视觉。图表分析的结果主要包括隐斜视量，BI（模糊、破裂、恢复点）以及 BO（模糊、破裂、恢复点），NRA 和 PRA，调节幅度及集合近点（图 7-1-1）。

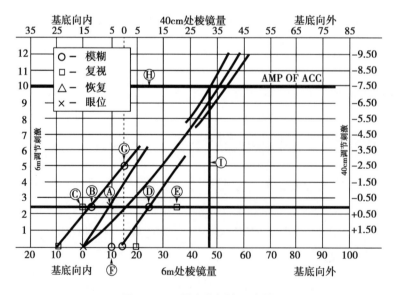

图 7-1-1　图表分析法示意图

A. 分离性隐斜视；B. BI 模糊点；C. BI 破裂点；D. BO 模糊点；E. BO 破裂点；
F. 负相对调节；G.正相对调节；H. 调节幅度；I. 集合近点

一、图表分析法的优点

图表分析法的主要优点是可以形象地看见各种检查结果的相互关系。双眼单视清晰区，隐斜视和融像性聚散的关系，AC/A值，正负相对调节与融像性聚散和调节的关系都可以清晰地呈现于图表之中。

一些双眼视的原则可以用于图表分析法，如Sheard准则，该准则假设人眼如若在舒适的状态下，其融像储备应为隐斜视量的两倍。例如，患者的外隐斜视为10$^\triangle$，其正融像性集合应该达到20$^\triangle$才符合Sheard准则。

二、图表分析法的缺点

图表分析法无法诊断某些双眼视异常、调节异常和眼运动异常，如调节过度、调节失灵、调节不持久、融像性聚散功能障碍和眼运动障碍等。此外，一些检查结果并不能体现在图表分析法中，如调节灵活度、聚散灵活性、注视视差和MEM等。图形分析法确诊一些问题在很大程度上依赖于一些准则，如Sheard准则，Percival准则等。需要注意的是，Sheard准则对分析大部分人群及外隐斜视患者有效，但对于内隐斜视患者的分析不如注视视差曲线。

第二节　Morgan分析法
（标准值分组分析法）

Morgan分析法是基于1944年的研究，其核心理念是数据的归类分析。在Morgan分析法中，认为某一单个结果偏离正常值是没有意义的，一组数据的异常才有重要的临床意义。根据检查结果变化趋势的不同把数据分为若干组，用此法分析检查结果须将检查结果与正常值对照（表7-2-1），然后根据A组和B组结果的趋势进行分析（表7-2-2）。Morgan法的分析系统应用简单，并且不超出数据本身所包含的意义。需要注意的是，该方法也存在其局限性，如调节灵活度、融像灵活性、注视视差、视网膜检影（MEM）和眼运动的检查等都不包括在本分析法之内。

表 7-2-1　Morgan 正常值

试验	正常值	标准差
远距离水平隐斜视	$1^\triangle$外隐斜视	$\pm 2^\triangle$
近距离水平隐斜视	$3^\triangle$外隐斜视	$\pm 3^\triangle$
AC/A 值	4/1	$\pm 2^\triangle$
BO（远距离）	模糊点：$9^\triangle$ 破裂点：$19^\triangle$ 恢复点：$10^\triangle$	$\pm 4^\triangle$ $\pm 8^\triangle$ $\pm 4^\triangle$
BI（远距离）	破裂点：$7^\triangle$ 恢复点：$4^\triangle$	$\pm 3^\triangle$ $\pm 2^\triangle$
BO（近距离）	模糊点：$17^\triangle$ 破裂点：$21^\triangle$ 恢复点：$11^\triangle$	$\pm 5^\triangle$ $\pm 6^\triangle$ $\pm 7^\triangle$
BI（近距离）	模糊点：$13^\triangle$ 破裂点：$21^\triangle$ 恢复点：$13^\triangle$	$\pm 4^\triangle$ $\pm 4^\triangle$ $\pm 5^\triangle$
调节幅度（推近法）	18- 年龄 /3	$\pm 2.00D$
FCC（融像交叉柱镜）	+0.50D	$\pm 0.50D$
负相对调节	+2.00D	$\pm 0.50D$
正相对调节	-2.37D	$\pm 1.00D$

表 7-2-2　Morgan 分析法数据分组

分组	数据
A 组	远距离负融像性聚散：破裂点
	近距离负融像性聚散：模糊点
	近距离负融像性聚散：破裂点
	正相对调节
	调节幅度
B 组	远距离正融像性聚散：模糊点和破裂点
	近距离正融像性聚散：模糊点和破裂点
	双眼交叉柱镜
	单眼交叉柱镜
	近点视网膜检影
	负相对调节
C 组	隐斜视
	AC/A 值

第三节　注视视差分析法

注视视差是指双眼同时注视时在视网膜对应点上产生的微小的视角差。在双眼注视的条件下检查，真实反映双眼注视下的状态，该方法不涉及调节异常和眼运动障碍的诊断。

双眼注视的视差很小，通常只有几弧分。有很多方法可以用来评估近距离的注视视差，包括 Mallett unit，Bernell lantern slid，Wesson 注视视差卡，Borish 卡。对于远距离的注视视差检测，可使用 Mallett unit 和 American Optical vectographic slide 等，目前很多电子视力检测装置中加入了远距注视视差视标，中和注视视差的棱镜量取决于 Mallett unit，American Optical vectographic slide，Bernell lantern slid，Borish 卡以及以计算机为基础的视力检测装置的使用。同时，Wesson 注视视差卡和 disparometer 可使注视视差数据分析更加完整。

第四节　综合分析法

采用综合分析法分析时首先应将各项单一检查结果与正常值比较，然后对偏离正常值的检查结果进行分类，最后结合异常值做出诊断。此方法要求视光师熟悉各项检查的正常值和各项检查的功能类别，熟悉常见的双眼视觉异常的类型。

综合分析法的功能性分类

（一）评价正融像性聚散的试验

1. 正融像性聚散（PFV）试验：平滑聚散检测。

2. 正融像性聚散的阶梯聚散检测。

3. 正融像性聚散的聚散灵活性检测。

4. 负相对调节（NRA）试验。

5. 双眼加正镜的调节灵活度试验。

6. 集合近点试验。

7. MEM 视网膜检影和融像交叉柱镜（FCC）试验。

（二）评价负融像性聚散的试验

1. 负融像性聚散（NFV 试验）：平滑聚散检测。

2. 负融像性聚散的阶梯聚散检测。

3. 负融像性聚散的聚散灵活性检测。

4. 正相对调节（PRA）试验。

5. 双眼加负镜的调节灵活度试验。

6. 视网膜检影（MEM）和融像交叉柱镜（FCC）试验。

（三）评价调节系统的试验

1. 单眼调节幅度试验。

2. 单眼分别加正镜和负镜的调节灵活度试验。

3. 视网膜检影试验（MEM）。

4. 融像交叉柱镜试验（FCC）。

5. 负相对调节（NRA）、正相对调节（PRA）试验。

6. 双眼调节灵活度试验。

7. 双眼调节幅度试验。

（四）评价垂直融像性集合的试验

1. 上转和下转试验。

2. 注视视差试验。

（五）评价眼运动系统的试验

1. 注视稳定性试验。

2. 主观性分级扫视评估：发育眼运动测试（DEM）。

3. Visagraph 阅读评估。

4. 主观性分级追随运动评估。

（六）眼位和双眼交互试验

1. 远距离遮盖试验。

2. 近距离遮盖试验。

3. 远距离隐斜视。

第八章
常见双眼视觉异常的临床病例解析

第一节 低AC/A：集合不足和散开不足

一、集合不足

（一）定　义

集合不足（convergence insufficiency）是一种远距离正位或轻度外隐斜视，近距离高度外隐斜视，伴有集合近点后退，近距离正融像性聚散下降和低 AC/A 的临床最常见的非斜视性双眼视觉异常。国外报道集合不足在人群中的患病率约为 3%~5%。

（二）临 床 表 现

【症状】集合不足多数症状与阅读等近距离用眼活动相关，如短时间阅读后视疲劳和头痛，视物模糊，复视，嗜睡，注意力不集中，理解力下降，眼部牵拉感，印刷物文字飘动感等。部分患者可无上述症状，原因可能为单眼抑制、逃避近距离工作、阅读时习惯闭上一只眼以及痛阈高等。

【体征】集合不足患者的体征主要表现为集合近点后退，近距离较远距离有更大的外隐斜视，低 AC/A，近距离正融像性聚散的直接指标异常（包括近距离 BO 棱镜量下降及集合灵敏度检查 BO 侧通过困难），以及间接指标异常（包括 NRA 降低、双眼调节灵活度正镜通过困难及 MEM 降低）。若继发调节过度，则表现为单眼调节灵活度检查的正镜一侧通过困难。若伴有调节不足，则表现为单、双眼调节灵活度负镜一侧均通过困难、PRA 降低、调节幅度降低、集合近点检查时正镜附加可使集合近点前移等。

1. **集合近点后退**　集合近点后退是集合不足最典型的体征，临床中建议重复测量。对于年轻人集合近点正常值，建议临界值在 5～7cm。集合近点检查是使视标慢慢移近眼睛，直到患者报告复视或检查者发现单侧眼球外转为止。

2. **近距离更大外隐斜视伴低 AC/A**　集合不足患者近距离具有比远距离更高度数的外隐斜视。此外，远近眼位偏斜如果存在时间和频率上的差别也可以作为诊断参考，如近距离眼位偏斜为间歇性或恒定性外斜视而远距离为外隐斜视。集合不足一般伴有低 AC/A，若计算性 AC/A 低于 3，远近距离隐斜视度存在 $8^{\triangle}$ 左右的差异即符合集合不足的特征，可以辅助诊断。

计算性 $AC/A = PD + d \times$（近距离水平眼位 − 远距离水平眼位）

其中 PD 为瞳孔距离（单位：cm），d 为视近时的检查距离（单位：m），眼位为内隐斜视的符号记为"+"，眼位为外隐斜视的符号记为"−"。

3. **近距离正融像性聚散降低**　集合不足患者在近距离工作时动用了部分正融像性聚散以克服较大的外隐斜视，因此近距离正融像性聚散功能降低，正融像性聚散的直接指标异常，包括近距离 BO 棱镜量下降和聚散灵敏度检查 BO 侧通过困难。此外，近距离正融像性聚散的间接指标也会出现异常，包括 NRA 下降，双眼调节灵活度正镜通过困难及 MEM 数值降低。

由于 NRA 和双眼调节灵活度都是在双眼视状态下进行的，在检查过程中放松调节的同时需要额外增加正融像性聚散的需求，而集合不足患者虽然调节功能正常但正融像性聚散较差，导致这两项调节功能检查结果较低。一个简便实用的方法可以区分调节功能异常和聚散功能异常：在 NRA 检查患者首次报告模糊时遮盖一眼，打破双眼视，若患者仍报告模糊，则是调节过度；若患者报告视标变清晰，则是正融像性聚散降低。另一个间接评估正融像性聚散的方法是 MEM 视网膜检影。集合不足患者使用调节性集合代偿近距离正融像性聚散不足以维持双眼单视，患者会额外动用更多的调节，导致 MEM 数值降低，提示调节反应增大，表现为调节滞后降低甚至为调节超前。

4. 调节异常 集合不足可继发调节过度，后者是因为患者使用调节性集合来代偿正融像性聚散不足，表现为调节放松困难，NRA 下降，单眼调节灵活度检查的正镜一侧通过困难，MEM 数值降低等。在 NRA 检查过程中患者首次报告模糊时，遮盖一眼，如果模糊持续存在则为调节问题。过度持续使用调节可能导致调节痉挛，引起远视力下降。

集合不足也可以伴随调节不足，后者表现为单、双眼调节灵活度负镜一侧均通过困难，PRA 降低，调节幅度降低等。

（三）鉴 别 诊 断

所有集合不足的病例必须排除严重的系统性疾病。鉴别诊断很大程度上要结合病史和用药史。典型的集合不足患者常主诉存在长期的慢性症状，且无全身病史以及相关用药史。若症状为突然发生，应考虑是否为其他疾病，如集合麻痹（可继发于缺血性梗死、脱髓鞘疾病、流感或其他病毒感染、帕金森疾病、帕里诺综合征等）或各种原因引起的内直肌肌力减弱（可继发于多发性硬化、重症肌无力和斜视手术等）。

需与集合不足鉴别的其他双眼视异常主要包括假性集合不足（调节不足继发集合不足）、单纯性外隐斜视（远近偏斜量相等，AC/A 正常）、散开过度（远距离外隐斜视更大，AC/A 偏高）等。假性集合不足的实质是调节不足，此类患者由于调节不足，在相同强度的调节刺激下总是使用更少的调节，导致调节性集合减少，产生更多正融像性聚散需求。此外，某些存在中度外隐斜视患者由于已经动用了部分正融像性聚散维持双眼单视，而无法再满足因调节不足额外增加的正融像性聚散需求，就会出现复视等类似"集合不足"的表现。鉴别假性集合不足和集合不足的关键是分析病因。临床上，对于假性集合不足的患者，在重复测量集合近点时进行正附加（+0.75D 或

+1.00D），可以显著减少调节滞后，增加调节反应进而增大调节性集合使得集合近点前移。

（四）治疗策略

临床上常见集合不足的治疗方案包括屈光矫正、视觉训练以及棱镜等，此类方案对于大多数集合不足患者疗效显著，通常没有必要进行手术。

1. **屈光矫正**　与其他双眼视、眼球运动和调节功能障碍类似，合理进行屈光矫正是治疗的基础，必要时需考虑睫状肌麻痹验光。对于部分集合不足继发调节过度者，由于调节痉挛可伴有远视力下降等"假性近视"表现，如果可通过充分睫状肌麻痹得到解决，则可暂不进行屈光矫正，优先考虑视觉训练来治疗集合不足，若出现真性近视，再考虑进行必要屈光矫正。对于集合不足伴有远视患者，在屈光矫正时应注意选择合适的处方。远视全矫会减少近距离用眼时的调节，相应调节性集合减少，正融像性聚散需求增加，会加重集合不足的症状。

2. **视觉训练**　视觉训练是集合不足的首选治疗方法。训练可采用家庭训练和医院训练相结合的方式。如果同时存在弱视问题，需要进行相应的弱视训练等。详细训练方法参见第四章弱视训练相关内容。

3. **棱镜**　如果存在垂直隐斜视，建议在视觉训练之前进行矫正。确定垂直棱镜量大小的最佳方法是相联性隐斜视，可通过任何测量注视视差的仪器测量。由于视觉训练对集合不足非常有效，因此部分集合不足的病例一般不需要使用 BI 棱镜。BI 棱镜可以用于视觉训练无效的集合不足患者或者不能配合训练的患者，但不推荐将这种方法作为集合不足的首选方案用于儿童。

（五）典型病例

病例 8-1-1　集合不足伴有远视（屈光矫正＋视觉训练）

【病史】曹某，男，19 岁，大学生，主诉学习 10~15min 后出现头痛、视疲劳和视物模糊。患者还主诉经常夜间眼部不适以及开夜车时视物模糊。患者在高中阶段即存在阅读问题，但当时症状并不严重，小学时曾戴过阅读镜，但已忘记具体细节。患者四年前曾接受过眼科检查。无其他病史和用药史。

【眼科检查】双眼眼前节（−）和眼后节（−），瞳孔（−），色觉（−），共同性斜视（+）。

【视功能检查】

远距离裸眼视力	OD：1.0；OS：1.0
近距离裸眼视力	OD：1.0；OS：1.0
远用瞳距	60mm
主观验光	OD：+1.75DS=1.0；
	OS：+1.75DS=1.0
集合近点	调节视标：25cm；笔灯：30cm
远距离水平眼位	ORTHO
远距离 BI 棱镜	X/8/4
远距离 BO 棱镜	X/16/10
近距离水平眼位	10$^\triangle$EXO
近距离附加 −1.00D	7$^\triangle$EXO
梯度性 AC/A	3
计算性 AC/A	2
近距离 BI 棱镜	12/19/11
近距离 BO 棱镜	4/8/2
聚散灵活度	0CPM，BO 一侧不能通过
NRA	+1.50D
PRA	−2.50D
调节幅度（推进法）	OD：12D；OS：12D

单眼调节灵活度	OD：9CPM
	OS：9CPM
双眼调节灵活度	0CPM，正镜不能通过
MEM	OD：+0.25D; OS：+0.25D

【病例分析】患者近距离外隐斜视量高于远距离，结合低 AC/A，集合近点后退，提示可能为集合不足。接下来分析正融像性聚散数据，直接指标包括近距离 BO 棱镜量下降和聚散灵敏度 BO 一侧不能通过，间接指标包括 NRA 降低，双眼调节灵活度检查时正镜不能通过等，这些表现进一步验证集合不足的诊断。

【处理】本例患者伴有远视，屈光矫正需谨慎，全部矫正远视会造成加重集合不足的症状，需要判断远视和集合不足二者哪一项对患者的影响更严重。对于此例患者，可考虑双眼给予 +1.00D 处方配镜，同时结合视觉训练。一旦患者的正融像性聚散和集合近点达到正常范围，则可增加正镜处方至远视全矫。

病例 8-1-2 集合不足伴有老视（视觉训练）

【病史】郑某，男，51 岁，汽修工。主诉在工作时出现间歇性复视，症状已经持续多年，其间看过三位医生。其中一位医生更换了眼镜处方并附加棱镜，另一位医生认为该患者无异常，第三位医生建议做铅笔推进训练，患者自觉症状无改善。无其他病史和用药史。

【眼科检查】双眼眼前节（－）和眼后节（－），瞳孔（－），色觉（－），共同性斜视（＋）。

【视功能检查】

远距离裸眼视力	OD：1.0; OS：1.0
近距离裸眼视力	OD：1.0; OS：1.0
远用瞳距	56mm

旧镜处方	OD：+1.25DS-1.00DC×90=1.0；ADD：+2.25D
	OS：+1.00DS-0.75DC×90=1.0；ADD：+2.25D
主观验光	OD：+1.25DS-1.00DC×90=1.0；ADD：+2.25D
	OS：+1.00DS-0.75DC×90=1.0；ADD：+2.25D
集合近点	笔灯：40cm
远距离水平眼位	1△EXO
远距离 BI 棱镜	X/6/2
远距离 BO 棱镜	X/16/8
近距离水平眼位	10△EXO
计算性 AC/A	2
近距离 BI 棱镜	X/22/12
近距离 BO 棱镜	X/8/-4
聚散灵活度	2CPM，BO 一侧慢
NRA	+0.75D
PRA	-0.75D
调节幅度（推进法）	OD：1.00D；OS：1.00D

【病例分析】本例患者近距离存在高度外隐斜视而远距离眼位正常，伴有低 AC/A，集合近点后退，结合正融像性聚散的直接指标异常（近距离 BO 棱镜量下降和聚散灵敏度 BO 一侧通过慢）以及间接指标异常（NRA 降低），可诊断集合不足。同时结合患者年龄和调节幅度及 PRA 显著降低，患者同时存在老视问题。

【处理】集合不足在老视患者中并不少见。事实上，集合不足是老视患者最常见的双眼视问题且和患者视疲劳、复视等症状密切相关。然而，临床上某些观念错误地认为视觉训练对成年人无效，导致老视人群的集合不足问题常常被忽视或未得到有效处理。目前已有不少文献报道视觉训练对于老视患者的集合不足问题具有显著效果。此外，此类患者训练的积极性很高，是最容易配合医生进行视觉训练的人群之一。本例患者通过 12 次院内训练（不包括调节训练）后，患者的集合近点前移至 5～7cm，近距离 BO 棱镜量提高至 X/36/28。嘱患者继续维持偏心圆卡训练，同时进行集合和散开训练，一周三次。2 年后随访，患者无不适主诉，其双眼视检查指标基本维持正常。

病例 8-1-3　假性集合不足（调节训练）

【病史】郭某，男，15 岁，学生，主诉阅读一段时间后出现视疲劳和视物模糊。无其他病史和用药史。门诊随访多年，最近一次眼科检查是一年前，当时无主诉。

【眼科检查】双眼眼前节（－）和眼后节（－），瞳孔（－），色觉（－），共同性斜视（＋）。

【视功能检查】	上次结果	本次结果
远用瞳距	60mm	60mm
集合近点	调节视标：11cm	调节视标：18cm
调节幅度	15D	5D
远距离水平眼位	ORTHO	ORTHO
近距离水平眼位	$5^\triangle$EXO	$12^\triangle$EXO
计算性 AC/A	4	1.2
近距离 BO 棱镜	10/17/10	4/9/4
NRA	+2.50D	+2.50D
PRA	−2.50D	−1.75D
双眼调节灵活度	11CPM	4CPM，负镜通过困难
MEM	OD：+0.25D；OS：+0.25D	OD：+1.00D；OS：+1.00D

【病例分析】鉴别集合不足和调节不足引起的假性集合不足关键在于调节幅度和其他调节功能检查结果是否出现异常。真性集合不足多伴有调节过度。此例中，患者近距外隐斜视显著大于远距，集合近点后退，AC/A 轻度下降，

提示集合不足。分析正融像性聚散的数据可发现，患者正融像性聚散的直接指标下降，近距离 BO 棱镜量也下降，而间接指标包括 NRA、MEM 数值均未见降低，双眼调节灵活度正镜一侧未见通过困难，怀疑集合不足不是原发异常。进一步分析调节数据发现，患者调节幅度显著下降，双眼调节灵活度负镜通过困难，PRA 和 MEM 数值均降低等结果均提示调节不足，故可确定此患者为调节不足继发集合不足的病例，患者由于调节不足，导致近距离高度的外隐斜视，需要动用更多正融像性聚散维持双眼单视，导致正融像性聚散（近距离 BO 棱镜量）测量值偏低。为进一步区别调节不足和集合不足并存的情况，临床中可重复测量集合近点并在近距离附加 +0.75D 或 +1.00D，若集合近点前移则可进一步证实假性集合不足的诊断。

【处理】假性集合不足实质上是调节不足，患者近距离出现高度的外隐斜视和集合近点后退原因是调节性集合减少，所以应该优先改善其调节功能，首选调节训练。

病例 8-1-4　集合不足伴有继发性调节过度（视觉训练）

【病史】李某，男，11 岁，学生。主诉阅读 15min 后出现明显视疲劳，烧灼感，流泪等，这些症状自本学年初开始出现并加重。此外，患者主诉阅读几分钟后无法立即看清黑板。上述症状均在一天结束时加重，无其他病史及用药史。

【眼科检查】双眼眼前节（－）和眼后节（－），瞳孔（－），色觉（－），共同性斜视（＋）。

【视功能检查】

远距离裸眼视力	OD：0.8; OS：0.8
近距离裸眼视力	OD：1.0; OS：1.0
集合近点	调节视标：10cm；笔灯：25cm
远用瞳距	56mm
主观验光	OD：－0.75DS=1.0; OS：－0.75DS=1.0

散瞳验光	OD: plano=1.0; OS: plano=1.0
远距离水平眼位	ORTHO
远距离 BI 棱镜	X/9/4
远距离 BO 棱镜	10/18/10
近距离水平眼位	9△ EXO
近附加 −1.00D	7△ EXO
梯度性 AC/A	2
计算性 AC/A	2
近距离 BI 棱镜	12/22/10
近距离 BO 棱镜	4/6/1
集合灵敏度	3CPM（BO 一侧慢）
NRA	+1.50D
PRA	−2.50D
调节幅度（推进法）	OD: 13D；OS：13D
单眼调节灵活度	OD：0CPM，正镜不能通过
	OS：0CPM，正镜不能通过
双眼调节灵活度	0CPM，正镜不能通过
MEM	OD：0.00D；OS：0.00D

【病例分析】此例患者近距离外隐斜视比远距离明显增大，伴有低 AC/A，集合近点后退，提示集合不足。进一步分析发现，患者近距离正融像性聚散的直接指标异常（包括近距离 BO 棱镜量下降和聚散灵敏度 BO 一侧通过困难）和间接指标异常（包括 NRA 降低、双眼调节灵活度正镜不能通过和 MEM 数值降低），可以辅助诊断集合不足。

该患者另一个主要症状是近距离阅读一段时间后看黑板模糊，这与患者单、双眼的调节灵活度异常相对应，且均为正镜不能通过，提示调节放松困难。患者远距离裸眼视力轻度降低，显然验光提示双眼低度近视，而散瞳验光显示为正视，反映患者平时存在调节过度。此外，NRA 和 MEM 数值均低于正常值，进一步证实调节过度存在。综合上述分析，不难诊断为集合不足继发调节过度。

【处理】本病例应首先考虑视觉训练。尽管患者远视力轻度降低，但是本例的调节过度是继发的，睫状肌麻痹验光结果为正视，因此暂时不需要屈光矫正。因为低 AC/A，改变调节对聚散作用有限，不建议附加透镜，是否使用水平棱镜也要在视觉训练之后再决定。

【复查】训练 3 个月后患者报告初始症状消失，能长时间阅读，重新检查部分结果如下：

主观验光	OD：−0.25DS=1.0；OS：−0.25DS=1.0
集合近点	调节视标：5cm
近距离 BO 棱镜	16/32/18
NRA	+2.50D
聚散灵敏度	18CPM
单眼调节灵活度	12CPM
双眼调节灵活度	10CPM

二、散开不足

（一）定　义

散开不足（divergence insufficiency）是一种远距离高度内隐斜视，近距离轻度内隐斜视或正位，并伴有远距离负融像性聚散下降及低 AC/A 的非斜视性双眼视异常。在各种非斜视性双眼视异常中，散开不足属于较少见的类型。

（二）临床表现

【症状】最常出现的与散开不足相关的症状是间歇性复视，且复视最常出现在远距离。散开不足一个重要的特点是复视问题不是突然发生的而是长期存在的，且在性质上没有变化。休息后复视可能减轻或完全消失。其他症状有视疲劳、恶心、头晕、晕车、头痛、视物模糊、远近聚焦困难和畏光等。

【体征】临床上散开不足的常见体征包括远距离较近距离内隐斜视更大、低 AC/A、远距离负融像性聚散的直接指标异常（包括远距离 BI 棱镜量下降和聚散灵敏度检查 BI 一侧通过困难）以及共同性斜视等。

1. **远距离更大内隐斜视伴低 AC/A**　散开不足的远距离内隐斜视大于近距离内隐斜视，也可以是间歇性内斜视或内显斜视。远近内隐斜视相差 8$^{\triangle}$ 的偏斜可作为诊断散开不足的依据之一。通常散开不足的计算性 AC/A<3。

2. **远距离负融像性聚散降低**　散开不足的患者由于需要动用部分负融像性聚散以克服远距离较大的内隐斜视，所有远距离负融像性聚散的直接测量指标都会降低，包括远距离 BI 棱镜量和聚散灵敏度 BI 一侧结果。远距离负融像性聚散无间接测量指标。

3. **共同性斜视**　散开不足的眼位呈共同性偏斜，患者在不同方向注视时眼球的共轭运动是正常的，而且任何一只眼固视时测量的斜视角大小没有差异。共同性斜视是鉴别散开不足和麻痹性斜视（如展神经麻痹）的关键。

（三）鉴 别 诊 断

散开不足需要与集合过度，单纯性内隐斜视，展神经麻痹和散开麻痹等相鉴别，这些异常都会出现内斜视症状。集合过度是近距离较大内隐斜视，单纯性内隐斜视远近距离的隐斜视量基本相等，展神经麻痹是非共同性斜视。通过红玻璃片试验、Hess 屏试验以及测量不同注视眼位的偏斜都能确定患者是否为共同性斜视。散开麻痹表现为患者远距离突然发生复视，并伴有显著内斜视，其特点是发病突然，并可能出现视盘水肿和斜视 A 综合征等。

（四）治 疗 策 略

临床上常见散开不足的治疗方案包括屈光矫正、棱镜以及视觉训练等。

对于通过上述方法不能改善症状的患者可以考虑手术治疗。

1. 屈光矫正　应首先考虑矫正屈光不正，近视和远视患者均应进行全矫，尤其在远视未全矫情况下，患者视远时也需要动用较大调节，带动的调节性集合可使内斜症状加重。

2. 棱镜　棱镜是散开不足首选和最有效的治疗方法。治疗时推荐使用注视视差分析法在双眼视条件下获取检查数据，一般情况下，棱镜量的处方应选择能消除症状的最小棱镜量。Wesson 卡可以用于绘制视近时的注视视差曲线，许多计算机程序以及远距离注视视差视标均可以用于评价远距离注视视差。通常患者在配戴带有棱镜处方的框架镜视远和视近时具有相同的水平棱镜效果，医生不仅要考虑患者视远时内斜的矫正，还需要注意患者视近时能否耐受 BO 棱镜，如不能耐受可结合视觉训练提升近距离正融像性聚散能力。

3. 视觉训练　如果棱镜不能成功消除患者的症状，建议进行视觉训练，总体的训练目标是增加远距离负融像性聚散的幅度和提高聚散灵敏度，可选择 Brock 线、可变红绿立体图和矢量图等方式。一般而言，散开不足患者的训练效果并不理想。

4. 手术　某些散开不足症状较重者，在屈光矫正、棱镜和训练都无法改善时可以考虑手术治疗。

（五）典 型 病 例

病例 8-1-5　散开不足（棱镜）

【**病史**】苏某，女，16 岁，高二，主诉偶尔复视，在看黑板记笔记时存在不适感。学习成绩优秀，食欲正常，睡眠良好。无其他病史和用药史。

【**眼科检查**】双眼眼前节（－）和眼后节（－），瞳孔（－），色觉（－），共同性斜视（＋）。

【视功能检查】

远距离裸眼视力	OD：1.0；OS：1.0
近距离裸眼视力	OD：1.0；OS：1.0
集合近点	调节视标：6cm；笔灯：6cm
远用瞳距	68mm
主观验光	OD：+1.00DS=1.0；OS：+1.00DS=1.0
远距离水平眼位	$12^\triangle$ ESO
远距离 BI 棱镜	X/2/-4
远距离 BO 棱镜	12/28/18
近距离水平眼位	ORTHO
近距离 BI 棱镜	X/16/12
近距离 BO 棱镜	12/26/12
计算性 AC/A	2
聚散灵敏度	0CPM，BI 一侧不能通过
NRA	+2.50D
PRA	-2.50D
调节幅度（推进法）	OD：12D；OS：12D
单眼调节灵活度	OD：9CPM
	OS：9CPM
双眼调节灵活度	8CPM
MEM	OD：+0.50D；OS：+0.50D

【病例分析】本例中患者远距离的内隐斜视远大于近距离，伴有低 AC/A，提示散开不足，同时眼位偏斜为共同性，排除麻痹性斜视。进一步分析远距离负融像性聚散的直接指标，结果显示远距离 BI 棱镜量下降和聚散灵敏度 BI 一侧无法通过，可以确诊散开不足。

【处理】尽管 AC/A 偏低，但是矫正远视仍可以减少远距离内隐斜视，应首先进行屈光全矫，并考虑使用 BO 棱镜。棱镜量的大小根据远距离使用注视视差视标测量的相联性隐斜视确定。此例患者测得的相联性隐斜视为 $6^\triangle$ BO，因此最终处方为 OD：+1.00/$3^\triangle$ BO，OS：+1.00/$3^\triangle$ BO，嘱患者在校期间配戴。患者 4 周后复诊自述戴镜后症状消失，戴镜远距离遮盖试验为 $3^\triangle$ ESO，近距离为 $6^\triangle$ EXO。嘱咐患者继续配戴眼镜 1 年，如果出现其他问题随时复诊。本例为典型的散开不足病例，屈光全矫下使用 BO 棱镜有效，无需进行视觉训练。

病例 8-1-6 散开不足（棱镜 + 视觉训练）

【病史】郭某，男，22 岁，会计，主诉间歇性复视和眼部疲劳，复视多发生于开车或做其他远距离工作（如看电影）的情况，每天工作快结束时，患者常感到眼部疲劳，自述眼周牵拉感。上述症状已经持续数年并在过去配过眼镜，戴镜后症状存在轻微缓解，但一年前新配的眼镜使他在阅读时感到更不舒服。无其他病史和用药史。

【眼科检查】双眼眼前节（-）和眼后节（-），瞳孔（-），色觉（-），共同性斜视（+）。

【视功能检查】

远距离裸眼视力	OD：1.0；OS：1.0
近距离裸眼视力	OD：1.0；OS：1.0
集合近点	调节视标：5cm；笔灯：5cm
远用瞳距	71mm
旧镜处方	OD：0.00，$5^\triangle$ BO；OS：0.00，$5^\triangle$ BO
主观验光	OD：plano=1.0； OS：plano=1.0
远距离水平眼位	裸眼：$15^\triangle$ ESO
	旧镜：$5^\triangle$ ESO
远距离 BI 棱镜	X/2/-4
远距离 BO 棱镜	10/14/8

近距离水平眼位	裸眼：ORTHO
	旧镜：10$^\triangle$EXO
近距离 BI 棱镜	12/18/9
近距离 BO 棱镜	10/14/10
计算性 AC/A	1.1
NRA	+2.25D
PRA	−2.50D
调节幅度（推进法）	OD：10D；OS：10D
单眼调节灵活度	OD：9CPM
	OS：9CPM
双眼调节灵活度	7CPM
MEM	OD：+0.50D；OS：+0.50D

【病例分析】患者存在长期复视和视疲劳的病史，远距离高度内隐斜视近距离正位，AC/A 偏低，远距离负融像性聚散偏低（远距离 BI 棱镜量降低），可确诊为散开不足。本例患者远距离存在 15$^\triangle$ESO，旧镜处方含 10$^\triangle$BO 棱镜不能完全消除视疲劳症状。此外，患者戴旧镜时近距离水平眼位增大到 10$^\triangle$EXO，而近距离正融像性聚散为 10/14/10，因此患者戴旧镜进行近距离工作时更不舒服。

【处理】此种状态下无法通过单纯改变棱镜量兼顾远近距离患者的症状，建议通过视觉训练来增强近距离正融像性聚散和远距离负融像性聚散。患者经过 3 个月的视觉训练后，虽然戴镜远近水平眼位变化不大，但戴镜的近距离正融像性聚散提高到 18/28/24，远距离负融像性聚散提高到 X/7/5。患者主诉在阅读时配戴旧镜时更加舒适，且看远时不再主诉视疲劳症状。

第二节　高AC/A：集合过度和散开过度

一、集合过度

（一）定　义

集合过度（convergence excess）是一种近距离中高度内隐斜视，远距离正位或低度内隐斜视，伴有近距离负融像性聚散降低及高 AC/A 的非斜视性双眼视异常。

（二）临 床 表 现

【症状】集合过度的多数症状与阅读及其他近距离用眼有关，如头痛、视疲劳、注意力不集中、理解力下降、间歇性复视以及视物模糊等。部分集合过度患者无上述症状，原因可能为单眼抑制、主观拒绝近距离工作、阅读时习惯闭上一只眼以及痛阈高等。

【体征】集合过度的主要体征为高 AC/A、近距离内隐斜视比远距离大、近距离负融像性聚散的直接指标异常（包括近距离 BI 棱镜量下降和聚散灵敏度检查 BI 一侧通过困难）和间接指标异常（包括 PRA 降低、双眼调节灵活度检查负镜通过困难、MEM 数值增大）、共同性斜视以及远视等。

1. **屈光不正**　集合过度患者通常合并有远视。远视患者在视近时需要付出更多调节，带动更多调节性集合，此时为维持双眼单视需要动用更多负融像性聚散，导致近距离负融像性聚散幅度不足，更容易出现集合过度。

2. **近距离更大内隐斜视伴高 AC/A**　集合过度患者近距离具有比远距离更高度数的内隐斜视。此外，远近眼位偏斜如果存在时间和频率上的差别也可以作为诊断参考，如近距离眼位偏斜是间歇性或恒定性内斜视而远距离为内隐斜视。集合过度一般伴有高 AC/A。若计算性 AC/A≥7，同时远近距离隐斜视度有 3$^\triangle$以上的差异即符合集合过度的特征，可以辅助诊断。

3. 近距离负融像性聚散降低 集合过度患者在近距离工作时需要动用更多的负融像性聚散来克服较大的内隐斜视，导致近距离负融像性聚散的直接指标异常，包括近距离 BI 棱镜量下降和聚散灵敏度 BI 一侧通过困难。此外，近距离负融像性聚散的间接指标也会出现异常，包括 PRA 下降和双眼调节灵活度负镜通过困难和 MEM 数值增大。

由于 PRA 和双眼调节灵活度都是在双眼视状态下进行的，在检查过程中动用调节的同时需要额外增加负融像性聚散的需求，而集合过度患者虽然调节功能正常但负融像性聚散功能较差，导致这两项调节功能检查结果较低。一个简便实用的方法可以确定患者是调节功能异常还是聚散功能异常：在PRA 检查患者首次报告模糊时遮盖一眼，打破双眼视，若患者仍报告模糊，则是调节不足；若患者报告视标变清晰，则是负融像性聚散降低。另一个间接评估负融像性聚散的方法是 MEM 视网膜检影。集合过度患者通过减少调节性集合代偿近距离负融像性聚散不足以维持双眼单视，患者会减少调节，导致 MEM 数值增大，提示调节反应减小，表现为调节滞后增大。

4. 调节异常 集合过度会引发患者减少调节，从而减少调节性集合来维持双眼单视，主要表现为调节幅度正常，而 PRA 降低、MEM 数值增大和双眼调节灵活度负镜通过困难，但需要注意的是，集合过度一般不会引起调节不足。

（三）鉴别诊断

所有集合过度的病例必须排除严重的系统性疾病，鉴别诊断很大程度上要结合病史和用药史。典型的集合过度患者常主诉伴有长期的慢性症状，且无全身病史以及相关用药史。若症状突然发生，且伴有全身或神经系统症状时，需要考虑眼部炎症（如巩膜炎，虹膜炎，葡萄膜炎）、中枢神经病变（交感神经麻痹）、梅毒等疾病。此外，某些药物如毒扁豆碱、毛果芸香碱、维生素 B_1 以及磺胺类药物也可以引起调节或集合痉挛。

需与集合过度鉴别的其他双眼视异常及鉴别要点主要包括调节不足（调节幅度下降）、单纯性内隐斜视（远近隐斜视量相等，AC/A 正常）、散开不足（远距离内隐斜视更大，AC/A 偏低）、局部炎症或药物引起的调节和集合痉挛（病史和用药史）等。

（四）治 疗 策 略

临床中集合过度常见的治疗方案包括屈光矫正、正镜附加、视觉训练和棱镜等，这些方案对集合过度的治疗成功率很高，很少情况需要考虑手术治疗。

1. 屈光矫正 与其他双眼视、眼球运动和调节功能障碍类似，合理进行屈光矫正是治疗的基础，必要时需考虑睫状肌麻痹验光。集合过度的屈光矫正应尽量偏向近视的方向，即远视全矫，近视欠矫。此外，集合过度合并远视者由于高 AC/A，在矫正远视后近距内隐斜视明显减少，应该考虑给予最大正镜处方。远视患者在确定处方前进行散瞳检查是十分必要的。集合过度合并近视时，可以考虑适当欠矫以减少近距离工作时的调节及调节性集合，减轻近距离内斜视。

2. 正镜附加 集合过度患者由于高 AC/A 使得近距离使用正镜附加效果显著。确定集合过度患者附加正镜度的原则是缓解症状且保持其他视功能检查数据正常的最低正镜。常用的方法包括分析 NRA 与 PRA 的相互关系、MEM 数值、AC/A 和注视视差分析。正镜附加后，应检查 PRA、NRA 和 MEM 数值是否恢复正常，并询问患者视近时的主观感受。使用正镜附加时还应该考虑患者近距离正融像性聚散幅度是否正常，避免出现不能耐受的情况。

3. 棱镜 高 AC/A 使得近距离使用正镜附加对集合过度效果明显，一般不建议使用水平棱镜，除非远距离眼位为中度内隐斜视。如果存在垂直偏斜，应使用垂直棱镜矫正。

4. 视觉训练 如果患者负融像性聚散严重降低，内隐斜视量很大，在配戴合适眼镜之后仍然有不适症状，应该考虑视觉训练。视觉训练的时长主要取决于患者的年龄、治疗的积极性与依从性。集合过度患者的视觉训练往往需要 12 到 24 次门诊随访。如果使用了矫正眼镜和正镜附加，训练疗程可以相应缩短一些。

视觉训练的第一个阶段是使患者体会散开的感觉并且具有准确散开的能力。通常完成这一目标常用的训练方法是 Brock 线和无小球 Brock 线。第二阶段是使负融像性聚散幅度正常，即 BI 棱镜检查时模糊点、破裂点和恢复点测量值恢复正常。可以从集合训练开始，逐渐引入散开训练。第三阶段是增加负融像性聚散反应的速度以及重新融像的质量，同时增加正融像性聚散训练。涉及的训练包括可变的红绿立体图或矢量图、不可变的红绿立体图、裂隙尺、偏心圆卡、自由空间融像卡、救生圈卡和计算机跳跃式聚散程序。第四阶段是整合聚散功能与共轭运动和扫视运动。涉及的训练如旋转的 Brock 线，旋转或向侧方移动的偏心圆卡和自由空间融像卡以及旋转的救生圈卡等。具体的训练方法参见第四章相关内容。

（五）典型病例

病例 8-2-1　集合过度（正镜附加）

【病史】姜某，女，10 岁。主诉阅读 15～20min 后出现视疲劳和视物模糊症状。自述症状开始于小学家庭作业增多时。之前从未接受过眼部检查。无其他病史和用药史。

【眼科检查】双眼眼前节（－）和眼后节（－），瞳孔（－），色觉（－），共同性斜视（＋）。

【视功能检查】

远距离裸眼视力	OD：1.0；OS：1.0
近距离裸眼视力	OD：1.0；OS：1.0
集合近点	调节视标：5cm；笔灯：5cm
远用瞳距	68mm
主观验光	OD：plano=1.0；OS：plano=1.0
远距离水平眼位	ORTHO

远距离 BI 棱镜	X/7/4
远距离 BO 棱镜	12/24/15
近距离水平眼位	8△ ESO
近附加 −1.00D	16△ ESO
梯度性 AC/A	8
计算性 AC/A	10
近距离 BI 棱镜	X/4/−4
近距离 BO 棱镜	14/30/18
集合灵敏度	0CPM，BI 一侧复视
NRA	+2.50D
PRA	−0.50D
调节幅度（推进法）	OD：12D； OS：12D
单眼调节灵活度	OD：12CPM；OS：12CPM
双眼调节灵活度	0CPM，负镜不能通过
MEM	OD：+1.25D；OS：+1.25D

【病例分析】本例患者近距离内隐斜视大于远距离，伴有高 AC/A，提示集合过度。进一步分析近距离负融像性聚散功能，直接指标（近距离 BI 棱镜量降低、聚散灵敏度 BI 一侧无法通过）和间接指标（PRA 显著下降、双眼调节灵活度负镜无法通过、MEM 数值显著增大）均提示近距离负融像性聚散降低，可以确诊为集合过度。

【处理】本例首选近距离正镜附加。确认正镜附加的量需要分析几个关键的检查指标，包括 AC/A、NRA 与 PRA 关系、融像性聚散范围和 MEM 数值。在本病例 NRA 与 PRA 关系、MEM 数值提示近附加应为 +1.00D。梯度性 AC/A = 8 表明附加 +1.00D 会使得近距离眼位变为正位，并可增大 8△近距离负融像性聚散范围。因此给予患者双眼近附加 +1.00D，用于近距离使用。患者戴镜 6 周后复查时自述症状消失，无需进一步治疗。

病例 8-2-2　集合过度（正镜附加＋视觉训练）

【病史】马某，女，16 岁。主诉阅读超过 10min 后出现不适感，阅读时间过长即出现眼部牵拉感进而引起头痛。经常注意力不集中，有时会在阅读时睡着。患者最近一次眼科检查为一年前，当时已经出现上述症状，医生给予阅读镜处方后对症状有些许帮助，但阅读不适感依旧存在。无其他病史和用药史。

【眼科检查】双眼眼前节（－）和眼后节（－），瞳孔（－），色觉（－），共同性斜视（＋）。

【视功能检查】

远距离裸眼视力	OD：1.0；OS：1.0
近距离裸眼视力	OD：1.0；OS：1.0
集合近点	调节视标：5cm；笔灯：5cm
远用瞳距	60mm
主观验光	OD：plano=1.0；OS：plano=1.0
旧镜处方	OD：+1.50；OS：+1.50（用于阅读）
远距离水平眼位	ORTHO
远距离 BI 棱镜	X/8/5
远距离 BO 棱镜	X/20/10
近距离水平眼位	15$^\triangle$ESO
近附加 −1.00D	24$^\triangle$ESO
梯度性 AC/A	9
计算性 AC/A	12
近距离 BI 棱镜	X/2/-2
近距离 BO 棱镜	10/16/6
集合灵敏度	0CPM，BI 一侧复视
NRA	+2.50D

PRA	0D
调节幅度（推进法）	OD：13D； OS：13D
单眼调节灵活度	OD：10CPM；OS：10CPM
双眼调节灵活度	0CPM，负镜不能通过
MEM	OD：+1.50D；OS：+1.50D

【病例分析】患者近距离内隐斜视远大于远距离，伴有高 AC/A，提示集合过度。进一步分析近距离负融像性聚散功能，直接指标（近距离 BI 棱镜量降低、聚散灵敏度 BI 一侧复视）和间接指标（PRA 无法测试、双眼调节灵活度负镜不能通过、MEM 数值显著增大）均提示近距离负融像性聚散降低，可以确诊为集合过度。

【处理】该患者已经配戴了 +1.50D 的近用眼镜，阅读时依旧不舒适。建议继续配戴近用眼镜并进行视觉训练。

【复查】在视觉训练 6 个月后，负融像性聚散功能明显提高。患者愿意继续使用阅读镜，并表示长时间阅读无不适。复诊部分结果如下：

近距离水平眼位	$14^\triangle$ ESO
近距离 BI 棱镜	12/16/12
近距离 BO 棱镜	22/32/24
集合灵敏度	9CPM
NRA	+2.50D
PRA	−1.50D
MEM	OD：+1.00D；OS：+1.00D

病例 8-2-3 集合过度（棱镜 + 正镜附加）

【病史】潘某，男，12 岁。患者母亲发现孩子经常揉眼睛，并在阅读时习惯闭上一只眼，故带孩子来医院就诊。母亲说在孩子很小的时候有内斜视，在 3 岁时接受过斜视手术，后来未发现斜视复发。患者无其他病史和用药史。

【眼科检查】双眼眼前节（－）和眼后节（－），瞳孔（－），色觉（－），共同性斜视（＋）。

【视功能检查】

远距离裸眼视力	OD：1.0；OS：1.0
近距离裸眼视力	OD：1.0；OS：1.0
集合近点	调节视标：5cm；笔灯：5cm
远用瞳距	62mm
主观验光	OD：+1.00DS=1.0；OS：+1.00DS=1.0
散瞳验光	OD：+1.50DS=1.0；OS：+1.50DS=1.0
远距离水平眼位	$15^{\triangle}$ ESO
远距离 BI 棱镜	X/2/0
远距离 BO 棱镜	X/14/10
近距离水平眼位	$22^{\triangle}$ 间歇性内斜
近附加 +2.00D	$6^{\triangle}$ ESO
梯度性 AC/A	8
计算性 AC/A	9
近距离 BI 棱镜	X/1/-4
近距离 BO 棱镜	X/28/16
集合灵敏度	0CPM，BI 一侧复视
NRA	+2.50D
PRA	0D
调节幅度（推进法）	OD：15D； OS：15D
单眼调节灵活度	OD：6CPM；OS：6CPM
双眼调节灵活度	0CPM，负镜不能通过
MEM	OD：+1.75D；OS：+1.75D

【病例分析】患者近距离内隐斜视大于远距离，伴有高 AC/A，提示集合过度。进一步分析近距离负融像性聚散功能，直接指标（近距离 BI 棱镜量降低、聚散灵敏度 BI 一侧复视）和间接指标（PRA 无法测试、双眼调节灵活度负镜不能通过、MEM 数值显著增大）均提示近距离负融像性聚散降低，可以确诊为集合过度。

【处理】患者远距离眼位为高度内隐斜视，应当给予远视的最大正镜处方。然而给予双眼 +1.00D 远用处方后，患者远距离仍有 $7^\triangle$ESO，近距离遮盖试验约 $14^\triangle$ESO。分析 NRA 与 PRA 关系以及 MEM 数值，提示近附加应为 +1.50D。根据梯度性 AC/A，这样近距离可以减少到大约 $2^\triangle$ESO。考虑到远距离内隐斜视仍然偏大，根据测量的相联性隐斜视给予其 BO 棱镜。因为处方中加了 BO 棱镜，所以把近用附加适当减少。最后的处方是：OD +1.00D，$2^\triangle$BO，+1.25ADD；OS +1.00D，$2^\triangle$BO，+1.25ADD。患者对眼镜适应良好，戴镜 4 周后复查，前述症状消失。

二、散开过度

（一）定　义

散开过度（divergence excess）是一种远距离高度外隐斜视，近距离隐斜视在正常范围内，同时伴高 AC/A 的非斜视性双眼视异常。散开过度患者的眼位偏斜趋向于间歇性，偏斜量大小和注意力有关，近距离有正常的立体视，不存在弱视。

（二）临床表现

【症状】由于抑制或异常视网膜对应，散开过度患者主观症状很少，最常见的症状为畏光、间歇性眼位偏斜和阳光下习惯闭一眼。通常年龄小的患儿是被父母发现眼睛会向一侧偏斜而被带来眼科就诊。

【体征】散开过度的体征主要包括远距离外隐斜视度数相较于近距离更

高、远距离偏斜出现频率高于近距离、高 AC/A 以及共同性偏斜，远近距离正融像性聚散基本正常，无明显屈光不正。

1. **远距离更大外隐斜视伴高 AC/A** 散开过度患者远距离具有比近距离更高度数的外隐斜视。此外，远近眼位偏斜如果存在时间和频率上的差别也可以作为诊断参考，如远距离眼位偏斜是间歇性或恒定性外斜视而近距离为内隐斜视。散开过度一般伴有高计算性 AC/A（≥7），梯度性 AC/A 可正常。

有研究表明，融像性集合后效应和近感性集合可能使得近距离测量的眼位向内斜视偏移，造成计算性 AC/A 偏高。融像性集合后效应指的是在经历短时间持续集合后，突然失去打破融像时眼位的暂时性改变。例如在测量正融像性聚散范围后立刻测量内隐斜视会发现内斜视增大。这种情况下，需要使用单眼遮盖法，遮盖一段时间后即可使眼位恢复正常。因此，在用遮盖试验和棱镜分离法测量眼位时，往往需要等待适当时间以消除融像性集合后效应。

2. **抑制和异常视网膜对应** 尽管间歇性外斜视在散开过度人群中比较常见，但此类患者却很少主诉复视症状。散开过度的患者为避免复视发生必须单眼抑制或双眼形成异常视网膜对应，或是两者同时存在。抑制好发于偏斜量较大的散开过度患者，通过四点灯、同视机同时视画片检查等即可发现。异常视网膜对应可通过后像检查评估。在后像检查时，先遮盖患者左眼，嘱患者右眼注视电子闪光灯，医生开启闪光灯，使右眼产生一个水平方向的后像；再遮盖患者右眼，嘱其左眼注视闪光灯，开启闪光灯使左眼产生一个垂直方向的后像；然后让患者注视空白的墙面，并报告水平和垂直后像的关系；当患者报告两个后像完美地交叉时为正常视网膜对应，报告后像交叉错位时为异常视网膜对应。

3. **远近距离正融像性聚散正常** 散开过度的患者尽管存在高度数的外隐斜视，其正融像性聚散一般是正常的。

（三）鉴 别 诊 断

需与散开过度鉴别的其他双眼视异常主要包括单纯性外隐斜视（远近偏斜量相等，AC/A 正常）、假性散开过度（融像性集合后效应造成眼位变化，遮盖一段时间后重复检查发现远近距离眼位差异不大）和集合不足（近距离为内隐斜视，远距离正位，AC/A 偏低）。

假性散开过度也可以表现类似于散开过度的特征。然而通过检查会发现其远近偏斜量其实差别不大。有两种用于鉴别假性散开过度的方法，分别是遮盖和双眼 +3.00D 雾视。如果应用两种方法一段时间之后复测近距离眼位偏斜量与远距离差别不大（10$^\triangle$以内），即为假性散开过度。

（四）治 疗 策 略

临床上常见散开过度的治疗方案包括屈光矫正、视觉训练、负镜附加和棱镜等，在保守治疗失败后可考虑手术治疗。

1. 屈光矫正　对于散开过度，矫正任何明显的屈光不正包括屈光参差非常重要。由于高 AC/A，矫正任何近视性屈光不正都会对远距离眼位有所改善。对于中高度远视，一般不建议全部矫正，因为这通常会加重外斜症状。

2. 视觉训练　视觉训练是散开过度首选的治疗方法。散开过度常伴有抑制和 / 或异常视网膜对应，所以视觉训练周期较长。视觉训练第一阶段的目的是脱抑制和纠正视网膜对应关系。此外，由于散开过度的患者常伴有调节异常，训练的第二阶段即是建立正常的调节幅度和调节灵活度。第三阶段为提高聚散灵敏度的训练，例如采用红绿立体图和矢量图训练之后，应用不可变的红绿立体图、裂隙尺、自由空间融像卡或偏心圆卡进行训练。第四阶段的训练目标是增加患者正融像性聚散反应的速度以及重新融像的质量，同时增加负融像性聚散训练。涉及的训练包括可变的红绿立体图或矢量图、不可变的红绿立体图、裂隙尺、偏心圆卡、自由空间融像卡、救生圈卡和计算机跳跃式聚散程序。第五阶段的训练目的是整合患者的聚散功能与共轭运动和扫视运动，本阶段涉及的训练内容包括旋转的 Brock 线、旋转或向侧方移动的偏心圆卡和自由空间融像卡以及旋转的救生圈卡等。具体的训练方法细节参见第四章相关内容。

3. **负镜附加**　由于散开过度患者的 AC/A 较高，远距离附加小度数的负镜是一种简单有效的处理方式，但易引起近视过矫。负镜可以刺激患者动用更多调节以带动更多调节性集合来减少外隐斜视，一旦眼位偏斜量在融像范围内，患者就能使用融像性聚散来维持融像。为确定负镜处方量，医生会找出能使患者融像的最小负镜度，确定附加的负镜量的原则是能缓解症状且保持其他视功能检查数据正常的最低负镜。因为除了高 AC/A，使用远距离负镜附加的同时还应考虑近距离负融像性聚散和调节功能是否正常，避免出现近距离不耐受负镜附加的情况。

患者在进行视觉训练时可附加度数相对较高的负透镜（可达到 −4.00D）帮助患者进行训练。随着训练的进步，患者融像能力提高后逐渐减少负镜量。

远距离偏斜为间歇性并有发展为恒定性斜视趋势的散开过度儿童，附加的负镜量一般不低于 −2.00D，而且不建议全天配戴。

4. **棱镜**　散开过度的患者通常伴有垂直斜视，但在融像的状态下一般不存在此问题，因此对于散开过度患者通常不必加垂直棱镜。此外，视觉训练对散开过度的疗效较好，因此一般不需要辅以水平棱镜附加，若上述方法仍不理想时，可考虑棱镜处方。

5. **手术**　一般而言，散开过度伴间歇性斜视或隐斜视的患者通过屈光矫正、视觉训练、负镜附加、辅助棱镜等方式能够获得较好的疗效，但也不排除某些患者保守治疗无效，此时可考虑手术治疗。

（五）典型病例

病例 8-2-4　散开过度（视觉训练）

【病史】何某，男，10 岁。因家长发现其左眼常向外斜，遂来院就诊，母亲在患者 3 岁时便发现此症状，既往仅在疲劳时或傍晚出现眼睛偏斜，近期发现患者症状加重，一天内绝大多数时间左眼均会出现偏斜症状，但患者未述不适且自觉视力清晰、无复视。患者无其他病史和用药史。

【眼科检查】双眼眼前节（－）和眼后节（－），瞳孔（－），色觉（－），共同性斜视（＋）。

【视功能检查】

远距离裸眼视力	OD：1.0；OS：1.0
近距离裸眼视力	OD：1.0；OS：1.0
集合近点	调节视标：7cm；笔灯：7cm
远用瞳距	60mm
主观验光	OD：+0.25DS=1.0；OS：+0.25DS=1.0
远距离水平眼位	20$^\triangle$间歇性外斜视
远距离 BI 棱镜	X/X/X（抑制）
远距离 BO 棱镜	X/X/X（抑制）
近距离水平眼位	5$^\triangle$EXO
近附加 −1.00D	1$^\triangle$EXO
梯度性 AC/A	4
计算性 AC/A	12
近距离 BI 棱镜	10/16/12
近距离 BO 棱镜	X/15/10
NRA	+1.75D
PRA	−1.50D
调节幅度（推进法）	OD：13D；OS：13D
单眼调节灵活度	OD：3CPM；OS：3CPM

| 双眼调节灵活度 | 2CPM |
| MEM | OD：+0.25D；OS：+0.25D |

【病例分析】根据视功能检查结果，患者远距离高度数间歇性外斜伴抑制，近距离少量外隐斜视，结合高计算性 AC/A，不难诊断为散开过度。此外，患者 PRA、NRA 以及单、双眼调节灵活度均降低，故诊断为散开过度以及调节灵活度不良。

【处理】本病例无明显屈光不正，不需要眼镜矫正，建议患者进行视觉训练以改善散开过度和调节灵活度。

【复查】患者接受视觉训练 3 个月后，正融像性聚散和调节灵活度明显改善，主观症状消失，结果如下：

远距离水平眼位	14$^\triangle$EXO
远距离 BI 棱镜	X/10/3
远距离 BO 棱镜	12/28/16
近距离水平眼位	4$^\triangle$EXO
近附加 -1.00D	1$^\triangle$ESO
梯度性 AC/A	5
计算性 AC/A	10
近距离 BI 棱镜	16/24/14
近距离 BO 棱镜	X/35/20
NRA	+2.50D
PRA	-2.50D
调节幅度（推进法）	OD：13D；OS：13D
单眼调节灵活度	OD：14CPM；OS：14CPM
双眼调节灵活度	10CPM
MEM	OD：+0.25D；OS：+0.25D

第三节 正常AC/A：融像性聚散功能障碍，单纯性内隐斜视和单纯性外隐斜视

一、融像性聚散功能障碍

（一）定　义

融像性聚散功能障碍（fusional vergence dysfunction）是融像性聚散动力学异常的非斜视性双眼视觉异常，表现为 AC/A 正常，远近距离隐斜视大小均在正常值之内，但远近正负融像性聚散和聚散灵敏度下降（有时平滑融像性聚散范围正常，仅聚散灵敏度下降），可伴有间歇性中心抑制。

（二）临　床　表　现

【症状】融像性聚散功能障碍的多数症状与阅读及其他近距离用眼有关。常见的症状包括短时间阅读后眼球牵拉感、头痛、视物模糊、嗜睡感、注意力不集中和理解力下降等。部分患者可无上述症状，原因可能为单眼抑制、逃避近距离工作、阅读时习惯闭上一只眼或痛阈高等。

【体征】融像性聚散功能障碍的体征主要有：AC/A 正常，远近距离眼位正常，间歇性中心抑制，远距离和 / 或近距离平滑正负融像性聚散均降低（远近距离 BO、BI 棱镜量均下降），聚散灵敏度降低（BO、BI 两侧均通过困难），PRA 和 NRA 均降低，双眼调节灵活度检查双面均无法通过，单眼调节灵活度检查能通过，调节幅度正常等。

1. **远近水平眼位均正常伴正常 AC/A**　融像性聚散功能障碍患者通常远、近水平眼位隐斜视量均在正常范围内，在远距离保持正位，在近距离有轻度的外隐斜视或内隐斜视。计算性 AC/A 在 3～7 正常范围内。

2. **远近正负融像性聚散和聚散灵敏度下降**　由于融像性聚散功能障碍患者正融像性聚散和负融像性聚散都降低，对聚散范围和聚散灵敏度进行直

接或间接的评估很重要，二者可能均下降，也可能存在聚散范围正常而聚散灵敏度较差的情况。聚散范围的间接指标包括 NRA、PRA 和双眼调节灵活度，此三项检查结果均可能偏低，但融像性聚散功能障碍患者的单眼调节灵活度一般是正常的。

3. 间歇性中心抑制　间歇性中心抑制也是融像性聚散功能障碍的常见表现，这种抑制可以在检查隐斜视、聚散和双眼调节灵活度时发现。

4. 调节幅度正常　通常非老视患者调节幅度不受融像性聚散功能障碍影响。

（三）鉴 别 诊 断

需与融像性聚散功能障碍鉴别的其他双眼视异常主要包括调节灵活度不足（单眼和双眼调节灵活度都下降）、屈光参差和不等像（缺乏融像信息）以及隐性远视（调节异常）。此外，某些严重的全身性疾病和药物也会出现类似表现，可结合病史和用药史进行鉴别。

（四）治 疗 策 略

临床上常见融像性聚散功能障碍的治疗方案包括屈光矫正、视觉训练和棱镜等。通常融像性聚散功能障碍不需要手术治疗。

1. 屈光矫正　准确的屈光检查是一切治疗的基础，必要时考虑睫状肌麻痹验光，如排除隐性远视等。

2. 视觉训练　融像性聚散功能障碍的首选治疗方式是视觉训练，一般需要 12 到 24 次医院随访。治疗期间的随访总次数取决于患者的年龄、积极性和依从性。积极性高的成年人可在 10 到 12 次随访内成功完成全部训练任务。融像性聚散功能障碍的基本目标是建立正常的正负融像性聚散范围和聚散灵敏度。第一阶段的训练目标是使正负融像性聚散范围达到正常水平，第二阶段是使调节幅度以及调节放松与紧张能力（NRA 与 PRA 等）达到正常水平，第三阶段的训练目标是使聚散灵敏度达到正常水平，第四阶段是使聚散训练与共轭运动和扫视运动训练相结合。具体的训练步骤参见第四章相关内容。

3. 棱镜 对于垂直斜视，在视觉训练开始前就应该使用垂直棱镜来矫正。由于融像性聚散功能障碍患者远近水平眼位均正常，水平棱镜是不必要的。

（五）典 型 病 例

病例 8-3-1 融像性聚散功能障碍（视觉训练）

【**病史**】游某，16岁，高中生，主诉阅读20min后眼睛疲劳，视物模糊。症状持续多年，曾看过几次眼科医生均未改善。最近一次眼科检查是一年前，医生给予阅读镜，患者自觉没有帮助并在使用4周后停戴。无其他病史和用药史。

【**眼科检查**】双眼眼前节（－）和眼后节（－），瞳孔（－），色觉（－），共同性斜视（＋）。

【**视功能检查**】

远距离裸眼视力	OD：1.0；OS：1.0
近距离裸眼视力	OD：1.0；OS：1.0
集合近点	调节视标：5cm；笔灯：5cm
远用瞳距	62mm
主观验光	OD：+0.25DS−0.25DC×180=1.0；
	OS：+0.25DS−0.25DC×180=1.0
散瞳验光	OD：+0.75DS−0.25DC×180=1.0；
	OS：+0.75DS−0.25DC×180=1.0
旧镜处方	OD：+0.50D；OS：+0.50D（阅读使用）
远距离水平眼位	ORTHO

远距离 BI 棱镜	X/4/2
远距离 BO 棱镜	6/10/6
近距离水平眼位	$3^\triangle$ EXO
近附加 −1.00D	$1^\triangle$ ESO
梯度性 AC/A	4
计算性 AC/A	5
近距离 BI 棱镜	4/8/6
近距离 BO 棱镜	6/10/2
集合灵敏度	3CPM，BO 和 BI 两侧均通过困难
NRA	+1.50D
PRA	−1.25D
调节幅度（推进法）	OD：11D； OS：11D
单眼调节灵活度	OD：11CPM；OS：11CPM
双眼调节灵活度	2CPM，正镜和负镜均通过困难
MEM	OD：+0.25D；OS：+0.25D

【**病例分析**】根据检查结果，患者的远、近距离水平眼位都正常，最有可能的病因是调节问题。调节检查结果显示调节幅度正常，单眼调节灵活度正常，MEM 数值正常。NRA 和 PRA 结果均降低，但是考虑到患者调节功能正常，需进一步分析融像性聚散功能。融像性聚散的直接指标（远、近距离的 BO 和 BI 棱镜量均降低，聚散灵敏度双侧通过困难）和近距离间接指标（NRA 和 PRA 均降低，双眼调节灵活度检查双侧通过困难）显示正负融像性聚散都降低。综上，不难诊断为融像性聚散功能障碍。

【**处理**】由于患者无明显屈光不正，也不存在眼位问题，无需配戴眼镜。建议进行视觉训练。经过 3 个月视觉训练，患者主观症状消失，融像性聚散范围和聚散灵敏度明显改善，NRA、PRA 和双眼调节灵活度均恢复正常。

二、单纯性内隐斜视

（一）定　　义

单纯性内隐斜视（basic esophoria）是一种高张力性聚散伴正常 AC/A 的非斜视性双眼视异常，患者表现为远、近水平眼位具有等量的内隐斜视，远、近距离的负融像性聚散功能均降低。

（二）临 床 表 现

【症状】单纯性内隐斜视患者由于远近距离都存在内隐斜视，不仅存在与阅读及其他近距离工作相关的症状，还有与远距离活动相关的症状。常见的与阅读等近距离工作相关的症状包括视疲劳，头痛，视物模糊，复视，嗜睡，注意力不集中和理解力下降等。与远距离活动相关的症状包括开车或看电视、电影时以及在教室环境下视物模糊和复视等。

【体征】单纯性内隐斜视的主要体征包括：远、近距离等量的内隐斜视，AC/A 正常，远、近距离负融像性聚散直接评估指标（远、近距离 BI 棱镜量均下降，聚散灵敏度 BI 一侧通过困难）和间接评估指标下降（PRA 降低、双眼调节灵活度负镜通过困难、MEM 数值增大），常伴有远视等。

1. **屈光不正**　单纯性内隐斜视常伴随远视。远视患者看远、看近均需要付出更多的调节，带动更多调节性集合，容易发生单纯性内隐斜视。

2. **远、近内隐斜视量相等伴正常 AC/A**　单纯性内隐斜视患者远、近距离内隐斜视大小相等。一般情况，远近距离眼位相差 $5^{\triangle}$ 之内就认为是相等的。计算性 AC/A 在 3~7 正常范围。

3. **远、近负融像性聚散结果均降低**　单纯性内隐斜视的负融像性聚散的直接和间接指标在远、近距离都偏低。以近距离为例，单纯性内隐斜视患者在近距离工作时，高度内隐斜视引发负融像性聚散的需求增加，患者动用了一部分的负融像性聚散来代偿，所以近距离负融像性聚散直接指标降低，包括近距离 BI 棱镜量下降和聚散灵敏度 BI 一侧通过困难。此外，近距离负融像性聚散的间接指标也存在异常，包括 PRA 下降、双眼调节灵活度负镜通过困难以及 MEM 数值增大，这是患者通过尽量少用调节以减少调节性集合，代偿负融像性聚散不足，进而维持双眼单视造成的。

（三）鉴 别 诊 断

需要与单纯性内隐斜视相鉴别的其他双眼视异常包括集合过度（近距离内隐斜视更大，高 AC/A）和散开不足（远距离内隐斜视更大，低 AC/A）。此外，展神经麻痹和散开麻痹可以结合病史来鉴别，二者多起病急骤。

（四）治 疗 策 略

临床上常见单纯性内隐斜视的治疗方案包括屈光矫正、正镜附加、视觉训练以及棱镜等，一般不需要考虑手术治疗。

1. 屈光矫正　准确的屈光检查是一切治疗的基础，必要时使用睫状肌麻痹剂。如睫状肌麻痹验光发现患者有明显的远视，建议使用最大正镜处方矫正。通过远视矫正，可以减少患者在远、近距离动用的调节，进而减少调节性集合，一定程度上减少远、近距离的内隐斜视。

2. 正镜附加　正镜附加能减少调节，从而减少调节性集合，降低负融像性聚散需求，缓解相关症状。首先需要确定能消除患者症状并使双眼视检查结果达到正常的最小正镜量。单纯性内隐斜视患者确定正附加的大小有许多不同的计算方法，包括：分析 NRA 与 PRA 的关系，MEM 数值，运用 AC/A 和注视视差分析等。

3. 视觉训练　如果单纯性内隐斜视不伴远视，通常需要进行视觉训练。训练的难度主要取决于患者负融像性聚散功能和内隐斜视的大小。远近距离内隐斜视越大，视觉训练就越有必要。单纯性内隐斜视的视觉训练一般需要 12 到 24 次医院随访。训练的总次数取决于患者的年龄，积极性和依从性。训练程序与集合过度的训练程序基本相同。视觉训练的第一阶段是使患者体会散开的感觉并且具有准确散开的能力。通常完成这一目标常用的训练方法是 Brock 线和无小球 Brock 线。第二阶段是使负融像性聚散范围，即 BI 棱镜检查时模糊点、破裂点和恢复点测量值恢复正常。可以从集合训练开始，逐渐引入散开训练。第三阶段是增加负融像性聚散反应的速度以及重新融像的质量，特别是中远距离负融像性聚散，同时增加正融像性聚散功能。涉及的训练包括可变的红绿立体图或矢量图，不可变的红绿立体图，裂隙尺，偏心圆卡，自由空间融像卡，救生圈卡和计算机跳跃式集合程序。第四阶段是整合集合功能与共轭运动和扫视运动。涉及的训练，如旋转的 Brock 线，旋转或向侧方移动的偏心圆卡和自由空间融像卡以及旋转的救生圈卡等。具体的训练步骤参见第四章相关内容。

4. 棱镜　如果患者同时存在垂直隐斜视，建议使用垂直棱镜，确定垂直棱镜量最有效的方法是相联性隐斜视。后者可以通过任何测量注视视差装置进行评估。水平方向的内斜视如果经前述方法仍无法改善者可以考虑使用 BO 棱镜缓解症状。

（五）典 型 病 例

病例 8-3-2　单纯性内隐斜视（棱镜）

【**病史**】苏某，女，14 岁，主诉在学校出现间歇性复视。在她抬头看老师或黑板时复视加重，此症状已经持续数年，从未接受任何治疗，2 岁左右时曾看过医生，原因是父母发现孩子眼睛内斜，当时医生认为斜视不重，可以自愈。无其他病史和用药史。

【**眼科检查**】双眼眼前节（－）和眼后节（－），瞳孔（－），色觉（－），共同性斜视（＋）。

【**视功能检查**】

远距离裸眼视力	OD：1.0；OS：1.0
近距离裸眼视力	OD：1.0；OS：1.0
集合近点	调节视标：5cm；笔灯：5cm

远用瞳距	58mm
主观验光	OD：plano=1.0；OS：plano=1.0
散瞳验光	OD：+1.00DS=1.0；OS：+1.00DS=1.0
远距离水平眼位	12$^\triangle$ESO
远距离 BI 棱镜	X/3/4
远距离 BO 棱镜	20/26/18
近距离水平眼位	10$^\triangle$ESO
近附加 −1.00D	16$^\triangle$ESO
梯度性 AC/A	6
计算性 AC/A	5
近距离 BI 棱镜	X/4/4
近距离 BO 棱镜	21/29/17
集合灵敏度	0CPM，BI 一侧复视
NRA	+2.50D
PRA	−0.25D
调节幅度（推进法）	OD：12D；　OS：12D
单眼调节灵活度	OD：10CPM；OS：10CPM
双眼调节灵活度	0CPM，负镜不能通过
MEM	OD：+1.50D；OS：+1.50D

【病例分析】远近距离都有较高内隐斜视且程度相近，计算性 AC/A 在正常范围，提示单纯性内隐斜视。进一步分析发现，远、近距离的负融像性聚散的直接指标（远、近距离 BI 均减少，聚散灵敏度 BI 一侧不能通过）明显异常，近距离负融像性聚散间接指标也存在异常（包括 PRA 下降，双眼调节灵活度负镜不能通过，MEM 数值增大等）。综合上述结果，不难确诊为单纯性内隐斜视。

【处理】由于患者散瞳后双眼存在 +1.00D 远视，首先进行远视全矫，远距离内隐斜视减少至 6 $^\triangle$，近距离内隐斜视减少至 4 $^\triangle$。结合相联性隐斜视结果，再给予患者 3 $^\triangle$ BO 棱镜。最终处方为双眼 +1.00D，1.5 $^\triangle$ BO 棱镜。患者戴镜 4 周复查，报告症状缓解，不需要进一步治疗。若遇到患者存在更大的内隐斜，可以考虑近用正镜附加。

三、单纯性外隐斜视

（一）定　义

单纯性外隐斜视（basic exophoria）指的是低张力性聚散伴正常 AC/A 的非斜视性双眼视异常。患者远、近水平眼位具有等量的外隐斜视，远、近距离的正融像性聚散功能均降低。

（二）临床表现

【症状】单纯性外隐斜视患者由于远、近距离都存在外隐斜视，不仅存在与阅读及其他近距离工作相关的症状，还有与远距离活动相关的症状。常见的与阅读等近距离工作相关的症状包括视疲劳、头痛、视物模糊、复视、嗜睡、注意力不集中和理解力下降。与远距离活动相关的症状包括开车或看电视电影时以及在教室环境下视物模糊和复视等。

【体征】单纯性外隐斜视的主要体征包括集合近点后退，远、近距离等量外隐斜视、AC/A 正常、远距离及近距离正融像性聚散的直接指标异常（远、近距离 BO 棱镜量均下降，聚散灵敏度 BO 一侧通过困难）和间接指标异常（NRA 降低、双眼调节灵活度检查正镜通过困难、MEM 数值减小），可伴有假性近视。

1. **屈光不正**　单纯性外隐斜视可能伴随假性近视，这是因为患者动用更多调节产生更多的调节性集合代偿正融像性聚散不足，由此产生"假性近视"表现。一般可通过睫状肌麻痹消除。

2. **集合近点后退**　当单纯性外隐斜视的隐斜视度数较大时，通常需要动用很多正融像性聚散来维持双眼单视，导致正融像性聚散幅度降低，表现为集合近点后退。

3. **远、近等量外隐斜视伴正常 AC/A**　单纯性外隐斜视的患者远、近距离具有等量的外隐斜视，一般远、近隐斜视相差在 $5^\triangle$ 之内视为相等。此外，计算性 AC/A 处于 3~7 正常范围。

4. **远、近正融像性聚散均降低**　单纯性外隐斜视的正融像性聚散的直接和间接测量结果在远、近距离都偏低。以近距离工作为例，单纯性外隐斜视患者在近距离工作时，外隐斜视引发正融像性聚散的需求增加，动用了一部分的正融像性聚散，所以近距离直接检查正融像性聚散的检查数值都降低，包括近距离 BO 棱镜量下降和聚散灵活度 BO 一侧通过困难。此外，间接评估正融像性聚散的数据也会偏低，包括 PRA 下降和双眼调节灵活度正镜通过困难，MEM 数值降低，这是患者尽量多用调节以增加调节性集合，代偿正融像性聚散不足，进而维持双眼单视造成的。

（三）鉴 别 诊 断

某些严重的全身性疾病，如缺血性梗死、脱髓鞘病变、流感或其他病毒感染、帕金森病、帕里诺综合征等导致的集合麻痹，以及多发性硬化、重症肌无力、斜视术后等导致的内直肌肌力减弱，也需要注意鉴别。鉴别关键在于病史，与严重的全身性疾病相关的单纯性外隐斜视会有急性发作，通常存在药物问题或神经系统症状。

需要与单纯性外隐斜视相鉴别的其他双眼视异常包括集合不足（近距离外隐斜视更大，低 AC/A）和散开过度（远距离外隐斜视更大，高 AC/A）。

（四）治 疗 策 略

临床中单纯性外隐斜视常见治疗方案包括屈光矫正、视觉训练、负镜附加和棱镜等。当上述方法对某些较大单纯性外隐斜视（超过 $30^\triangle$）的症状缓解无效时可考虑手术治疗。

1. 屈光矫正 获取准确的屈光检查结果并进行合理的矫正是进行其他治疗的基础，必要时要进行睫状肌麻痹验光。

单纯性外隐斜视伴有近视时，屈光矫正可以同时减少远近距离的外隐斜视量。在下处方之前要进行睫状肌麻痹验光排除由单纯性外隐斜视引发的"假性近视"，后者一般不建议配镜或暂缓配镜。

单纯性外隐斜视伴有远视时，直接进行远视全矫会减少调节性集合，加重外隐斜视，建议根据远视程度不同考虑不同的屈光矫正方案。当远视度数≤1.50D 时，建议等视觉训练完成后正融像性聚散功能提高时再配镜。当远视度数＞+1.50D 时，建议先进行部分矫正，等到视觉训练完成后且正融像性聚散功能提高时再行全矫。

2. 视觉训练 视觉训练是单纯性外隐斜视的首选治疗方法。一般对于间歇性单纯性外隐斜视，需要 12 到 24 次医院视觉训练。如果患者为恒定性外斜，治疗的时间可能还要长一些。治疗的次数取决于患者的年龄，积极性和依从性。单纯性外隐斜视的视觉训练程序与集合不足的训练相似。第一阶段的训练目标是使正融像性聚散范围恢复正常，涉及可变红绿立体图，可变矢量图和 Bernell 可变棱镜式立体镜。第二阶段为使患者的负融像性聚散范围恢复正常。第三阶段的训练目标是使聚散灵敏度恢复正常。第四阶段的训练目标是使患者中、远距离的正负融像性聚散恢复正常，包括 Brewster 型立体镜等训练。第五阶段为整合聚散训练和共轭运动以及扫视运动训练，包括 Brock 线伴旋转，偏心圆卡和自由空间融像卡伴旋转和 / 或横向运动，救生圈卡伴旋转等。具体的训练方法和步骤请参见第四章相关内容。

3. 负镜附加 附加负镜虽然能减少外隐斜视量，但同时也会增加调节负荷，一般只用于辅助视觉训练或促进融像。如果眼位偏斜很大且是间歇性或恒定性的，在视觉训练初期感觉困难的，可以进行负镜附加。

4. 棱镜 如果患者存在垂直隐斜视，则建议使用垂直棱镜。通常没有必要使用 BI 水平棱镜，因为视觉训练在多数情况下对于单纯性外隐斜视的疗效良好。当训练前的偏斜量太大（超过 30$^{\triangle}$）以致训练结束时仍感觉不舒适时，可以考虑使用 BI 棱镜起到症状缓解作用。

5. **手术** 通常上述方法对改善单纯性外隐斜视疗效显著，只有在偏斜量过大（超过 30$^{\triangle}$）且使用上述方法均无法缓解症状时，可以考虑手术治疗。

第四节 调节功能异常

调节功能异常是临床中较常见的一种非斜视性双眼视异常，包括调节不足（accommodative insufficiency）、调节疲劳（accommodative fatigue）、调节过度（accommodative excess）和调节灵活度不良（accommodative infacility）。调节功能异常在症状上基本表现为阅读困难、视物疲劳、头痛、眼酸等非特异性症状。调节功能异常的常见治疗包括屈光不正矫正、正负球镜附加、棱镜和视觉训练。

1. **屈光不正的矫正** 临床中未矫正的屈光不正常常引起调节功能的异常。例如远视患者视近时需要额外的付出调节，长期便会诱发视觉疲劳，造成调节功能异常。矫正屈光不正是治疗调节功能异常首先考虑的处理方法，尤其是调节不足和调节疲劳的患者，矫正远视，散光和屈光参差都对缓解患者的症状有益。

2. **正或负球镜附加** 附加球镜是处理调节功能障碍的另一种常用方法，其原理是降低患者的调节或聚散量。球镜附加对于调节不足和调节疲劳的患者有效，而对于调节过度或调节灵活度不良的患者治疗效果不佳。

3. **棱镜** 对于仅存在调节功能障碍的患者通常不使用棱镜治疗，棱镜处方常常用于调节功能异常合并其他双眼视功能障碍时使用。

4. **视觉训练** 临床中解决调节功能异常最常用的方法是视觉训练，针对不同类型的调节功能障碍有多种不同的训练方法，例如调节幅度训练常使用字母表操训练法，调节灵活度训练常使用翻转镜。

一、调节不足

（一）定　义

调节不足指对调节刺激反应降低，而出现相应的视疲劳症状。

（二）临　床　表　现

【症状】长时间近距离工作后易出现视疲劳症状，昏昏欲睡。视远视近均可能出现视物模糊的症状，尤以视近为主，注意力无法集中，逃避近距离工作。头痛，牵拉感，眼肌紧张，阅读字体有移动感。

【体征】调节幅度降低，比年龄相关最小调节幅度低 2D 以上，单眼以及双眼调节灵活度下降，翻转镜负镜片通过困难，正相对调节降低，MEM 增大。近距离 BO 模糊点可能降低。

（三）鉴　别　诊　断

诊断调节不足首先应根据患者病史排除药物使用或疾病等引起的调节不足，然后根据双眼视检查结果与调节过度、调节灵活度不良等进行鉴别诊断。例如调节过度表现为放松调节功能异常，调节灵活度不良则表现为刺激和放松调节功能均异常。

（四）治　疗　策　略

进行屈光不正的矫正；附加正球镜缓解患者主诉症状；进行视觉训练提高调节功能。推进训练是提升正融像性聚散、调节近点和集合近点的常用方法。嘱患者将一视标卡置于眼前一臂距离（50cm），读出视标卡上视标并逐渐向眼前移近，直到视标卡上字母变得模糊无法辨认，重复上述训练，使患者的破裂点越来越近。

（五）典型病例

病例 8-4-1　调节不足

【病史】患者张某，女性，15 岁，母亲诉其最近经常逃避看书及一些近距离工作，在阅读一段时间后会出现头痛、眼胀等症状，周末进行户外活动后症状缓解，无用药史及全身病史，无眼镜配戴史。

【眼科检查】双眼眼前节（－）和眼后节（－），瞳孔（－），色觉（－），共同性斜视（＋）。

【视功能检查】

远距离裸眼视力	OD：1.0；OS：1.0
近距离裸眼视力	OD：1.0；OS：1.0
远用瞳距	60mm
主观验光	OD：+1.00DS=1.0
	OS：+1.00DS=1.0
集合近点	调节视标：5CM
远距离水平眼位	ORTHO
远距离 BI 棱镜	X/6/4
远距离 BO 棱镜	10/16/10
近距离水平眼位	$3^{\triangle}$ EXO
近距离附加 －1.00D	$1^{\triangle}$ ESO
梯度性 AC/A	4
近距离 BI 棱镜	10/16/10
近距离 BO 棱镜	7/16/14
NRA	+2.50D
PRA	－1.00D
调节幅度（推进法）	OD：6D；OS：6D

单眼调节灵活度	OD：0CPM（负镜）
	OS：1CPM（负镜）
双眼调节灵活度	0CPM（负镜）
MEM	OD：+1.25D；OS：+1.25D

【病例分析】根据患者主诉，其眼部不适症状与近距离用眼相关，且无药物及疾病史。分析其视功能检查结果，首先调节幅度低于年龄相关最小调节幅度正常水平 2D 以上；调节灵活度下降，表现为翻转镜负镜通过困难；PRA 低于正常水平；MEM 明显高于正常水平。是较为典型的调节不足病例。

【处理方法】对于调节不足的患者，治疗最主要的目的是消除患者的视疲劳症状，提高患者的调节功能。对于该患者首先应进行屈光不正的矫正，由于调节幅度低于正常值，可通过正镜附加缓解患者近距离工作困难，同时应进行翻转镜，字母表等调节方面的训练。

二、调节疲劳

（一）定　义

调节疲劳或称调节不持久，指患者随着用眼时间的延长而逐渐表现出调节不足的症状。

（二）临　床　表　现

【症状】视疲劳，长时间工作后感到疲劳欲睡、视远视近均模糊，以视近更明显，注意力无法集中。伴头痛，牵拉感，眼肌紧张等症状，阅读字体有移动感，逃避近距离工作等。

【体征】调节幅度正常、调节滞后量正常，PRA 降低，近距离 BO 值可能偏低。因为调节灵活度测量时间较长，可以检测到下降，翻转镜 −2.00D 通过困难，且在再次测量时症状加重。

（三）鉴 别 诊 断

首先应根据患者病史排除药物使用或疾病等引起的调节疲劳，其次根据视功能检查结果与调节不足、调节灵活度不良等相鉴别。主要鉴别点在于调节疲劳相关视功能异常在多次测试后出现。

（四）治 疗 策 略

进行屈光不正矫正；进行视觉训练，如调节幅度训练，推进训练；近距离正镜附加缓解症状。

（五）典 型 病 例

病例 8-4-2   调节疲劳

【病史】患者李某，男性，15 岁，是一名初中三年级的学生，由于课业压力加重，李某在入学后不久主诉其在看书 30～40min 后出现眼部不适症状并伴视物模糊。3 个月前进行过眼科检查未发现眼部异常，无局部或全身病史及用药史，无眼镜配戴史。

【眼科检查】双眼眼前节（－），眼后节（－），瞳孔（－），色觉（－），共同性斜视（＋）。

【视功能检查】

远距离裸眼视力	OD：1.0；OS：1.0
近距离裸眼视力	OD：1.0；OS：1.0
远用瞳距	60mm
主观验光	OD：plano=1.0；
	OS：plano=1.0
集合近点	调节视标：5cm
远距离水平眼位	ORTHO

远距离 BI 棱镜	X/8/5
远距离 BO 棱镜	X/15/8
近距离水平眼位	5$^\triangle$EXO
近距离附加 −1.00D	ORTHO
梯度性 AC/A	5
近距离 BI 棱镜	8/16/9
近距离 BO 棱镜	12/16/10
NRA	+2.50D
PRA	−2.50D
调节幅度（推进法）	第一次 OD：12D；OS：12D
	第二次 OD：7D；OS：7D
单眼调节灵活度	第一次 OD：5CPM；OS：6CPM（负镜）
	第二次 OD：3CPM；OS：3CPM（负镜）
	第三次 OD：1CPM；OS：0CPM（负镜）
双眼调节灵活度	0CPM（负镜）
MEM	OD：+0.75D；OS：+0.75D

【病例分析】本例患者存在近距离 5$^\triangle$EXO，首先分析其正融像性聚散组数据，可知其正融像性聚散正常。分析调节组数据显示此患者调节数据基本正常，调节灵活度下降，且在多次测量后更加明显，基于此现象，对患者调节幅度进行了第二次测量，测量结果显示患者调节幅度在用眼时间增加后出现下降趋势，可知该患者存在调节疲劳。此病例也提示临床在进行视功能检查时，应根据患者主诉及首次视功能检查结果对于针对性测试进行重复检测。

【处理方法】本例患者无屈光不正，根据检查结果推荐其使用正镜附加用于近距离的阅读工作，同时进行翻转镜及推进等视觉训练增强调节灵活度及持久性。

三、调节过度

（一）定　义

调节过度是指调节反应超过了调节刺激，在进行调节放松时存在功能障碍。

（二）临床表现

【症状】视物模糊，短时间近距离工作后即感到眼胀头痛，畏光，对光敏感，由视近转为视远时聚焦困难等。

【体征】调节幅度正常，调节超前，调节灵活度下降，翻转镜正镜通过困难，NRA 降低，可能伴有内斜视。

（三）鉴别诊断

首先应根据病史排除药物使用或疾病等引起的调节过度，然后根据视功能检查结果进行与调节不足、调节灵活度不良之间的鉴别诊断。例如：调节不足常表现为翻转镜负镜通过困难，而调节过度表现为正镜侧通过困难，调节灵活度不良则为正负镜均通过困难。

（四）治疗策略

首先应进行屈光不正尤其是远视、散光及屈光参差的矫正；进行调节放松的视觉训练，如正镜片阅读训练；可适当使用睫状肌麻痹剂进行药物治疗。

（五）病例解析

病例 8-4-3　调节过度

【病史】患者赵某，女性，21岁，是一名高校硕士研究生，主诉在结束一天工作之后视力模糊伴眼部牵拉感，无法进行近距离阅读工作，眼科检查无明显眼部病理改变且无用药及全身疾病史。

【眼科检查】双眼眼前节（－），眼后节（－），瞳孔（－），色觉（－），共同性斜视（＋）。

【视功能检查】

远距离裸眼视力	OD：1.0；OS：1.0
近距离裸眼视力	OD：1.0；OS：1.0
远用瞳距	60mm
主观验光	OD：+0.50DS=1.0；
	OS：+0.50DS=1.0
集合近点	调节视标：5cm
远距离水平眼位	ORTHO
远距离 BI 棱镜	X/8/5
远距离 BO 棱镜	10/15/11
近距离水平眼位	$5^\triangle$ESO
近距离附加 −1.00D	$8^\triangle$ESO
梯度性 AC/A	3
近距离 BI 棱镜	11/18/10
近距离 BO 棱镜	11/20/12
NRA	+1.50D
PRA	−2.50D
调节幅度（推进法）	OD：12D；OS：12D
单眼调节灵活度	OD：0CPM（正镜）
	OS：0CPM（正镜）
双眼调节灵活度	0CPM（正镜）
MEM	OD：+0.25D；OS：+0.25D

【病例分析】患者无眼部疾病及用药史，分析其症状与白天长时间工作引起调节痉挛有关。分析其双眼视检查结果：首先患者存在 $5^\triangle$ ESO，分析其负融像性聚散组数据显示正常；其次分析患者调节组数据显示调节放松困难，表现为 NRA 偏低，调节灵活度正镜通过困难，MEM 值降低，因此可诊断为调节过度。

【处理方法】患者首先应进行远视的矫正，同时可进行调节放松相关的视觉训练，如正镜阅读，正镜排序等。

病例 8-4-4　调节过度

【病史】患者李某，女性，17 岁，是一名高三的学生。主诉在上课读书或看黑板时视力模糊，无法集中注意力，短时间近距离阅读后即感眼睛酸痛。两周前在眼科门诊行眼科一般性检查，无任何眼部病理变化，无全身病史及用药史，无眼镜配戴史。

【眼科检查】双眼眼前节（－），眼后节（－），瞳孔（－），色觉（－），共同性斜视（＋）。

【视功能检查】

远距离裸眼视力	OD：0.7；OS：0.7
近距离裸眼视力	OD：1.0；OS：1.0
远用瞳距	60mm
主观验光	OD：+0.50DS=1.0；
	OS：+0.50DS=1.0
集合近点	调节视标：10cm
远距离水平眼位	ORTHO
远距离 BI 棱镜	X/8/4
远距离 BO 棱镜	10/16/9
近距离水平眼位	$11^\triangle$ EXO

近距离附加 −1.00D	$9^{\triangle}$ EXO
梯度性 AC/A	2
近距离 BI 棱镜	14/18/16
近距离 BO 棱镜	6/10/5
NRA	+1.50D
PRA	−2.50D
调节幅度（推进法）	OD：11D；OS：11D
单眼调节灵活度	OD：0CPM（正镜）
	OS：0CPM（正镜）
双眼调节灵活度	0CPM（正镜）
MEM	OD：0.00D；OS：0.00D

【病例分析】患者无眼部疾病及用药史，其眼部症状与用眼时间较长有关。分析其视功能检查结果：患者存在 $10^{\triangle}$ EXO 且集合近点远移，正融像性聚散功能下降，NRA 下降，MEM 降低，AC/A 降低，这些参数提示患者存在集合不足。此时患者为保持融像，需要调动调节性集合，故引发调节过度，表现为翻转镜正镜通过困难，调节难以放松。此患者最终诊断为继发于集合不足的调节过度。

【处理方法】此病例中由于患者存在调节过度，故不建议使用棱镜矫正患者眼位，同时 AC/A 降低，不建议进行球镜附加缓解近距离阅读症状。建议患者进行聚散球、自主集合等视觉训练。

四、调节灵活度不良

（一）定　义

调节灵活度不良指对不断变化的调节刺激反应异常，表现为调节反应潜伏期延长，速度降低。

（二）临 床 表 现

【症状】与近距离工作相关，视物模糊，特别是由近及远或由远及近，短时间近距离工作即感到眼胀头痛，阅读困难，疲劳，嗜睡，阅读注意力下降，眼眶周围牵拉感，所阅读字体移动，逃避近距离工作。

【体征】调节幅度正常，调节反应正常，单眼调节灵活度下降，正负双向都通过困难，NRA、PRA 均降低。

（三）鉴 别 诊 断

首先应排除疾病或用药引起的调节功能异常，其次应根据视功能检查结果与调节不足、调节过度等进行鉴别诊断。主要鉴别点为调节灵活度不良表现为动用及放松调节均困难，翻转镜双向通过困难。

（四）治 疗 策 略

首先应考虑进行屈光不正矫正，即便是低度数的远视和散光；然后进行视觉训练，常使用远近字母表，翻转镜等训练方式。

（五）病例解析

病例 8-4-5　调节灵活度不良

【病史】患者男，10 岁，主诉在阅读或近距离阅读一段时间后再看黑板时会发生视物模糊，偶尔在近距离看书时也出现视物模糊。无眼部病理改变及局部或全身用药史。

【眼科检查】双眼眼前节（－），眼后节（－），瞳孔（－），色觉（－），共同性斜视（＋）。

【视功能检查】

远距离裸眼视力　　　　　　OD：1.0；OS：1.0

近距离裸眼视力	OD：1.0；OS：1.0
远用瞳距	60mm
主观验光	OD：+0.25DS=1.0；
	OS：+0.25DS=1.0
集合近点	调节视标：5cm
远距离水平眼位	ORTHO
远距离 BI 棱镜	X/8/3
远距离 BO 棱镜	X/20/13
近距离水平眼位	3△EXO
近距离附加 −1.00D	1△ESO
梯度性 AC/A	4
近距离 BI 棱镜	8/19/11
近距离 BO 棱镜	10/18/13
NRA	+1.50D
PRA	−1.50D
调节幅度（推进法）	OD：12D；OS：12D
单眼调节灵活度	OD：2CPM（正负双向）
	OS：2CPM（正负双向）
双眼调节灵活度	3CPM（正负双向）
MEM	OD：+0.50D；OS：+0.50D

【**病例分析**】该患者无明显眼部病理变化，且无全身病史及用药史。分析其视功能检查结果：调节灵活度正负镜均通过困难；NRA、PRA 均降低，结合患者主诉在视近一段时间后视远出现视物模糊，可诊断该患者为调节灵活度不良。

【**处理方法**】建议使用翻转镜、远近字母表进行视觉训练增加患者调节灵活度，提高调节反应潜能。

五、小结

四种常见的调节功能异常的视功能检查特点现总结于表 8-4-1。

表 8-4-1　常见的调节功能异常

	调节过度	调节不足	调节灵活度不良	调节疲劳
AMP	正常	偏低 2.00D 以上	正常	正常
PRA	正常	偏低	偏低	偏低
NRA	偏低	正常	偏低	正常
翻转镜（±2.00D）	正镜通过困难	负镜通过困难	正负镜均通过困难	持续近距离工作后正负镜均通过困难
MEM	<+0.25D	>+0.75D	>+0.75D	在持续近距离工作后增加

第五节　眼运动障碍

（一）概　述

注视、扫视运动及跟随运动是三种常见的眼运动功能。一般情况下，眼运动障碍很少单独发生，常与调节、双眼视异常以及视知觉障碍同时存在。因此，眼运动障碍的处理一般与其他视功能异常一起进行。

扫视运动（saccade）是指当人眼快速地重新对准目标时，为使目标迅速地投射到黄斑中心凹而出现的一种快速的同向运动，其速度可达 700°/s，扫视的峰值速度与扫视的范围大小有关。人眼扫视运动的潜伏期约 200ms，反应时间受目标的亮度、大小、对比度及人的积极性和注意力影响。然而，扫视运动可能会不准确，有两种类型。最常见的是扫视运动未完全到达目标，距离目标稍欠一些，在某些情况下，为了使视线对准目标，眼睛会再进行一次微小的扫视运动；另一种情况较少见，即扫视过度超过了目标。

跟随运动（pursuit）能使持续移动的目标保持清晰，这一视觉跟随反射在理想的情况下产生眼球运动，确保黄斑中心凹持续注视着在空间中移动的目标。跟随运动的最大速度约为 60°/s，存在中心暗点的患者，其速度可超过正常人水平，常达 90°/s，且不被扫视运动所阻断。跟随运动的平均潜伏期较扫视运动短，正常的潜伏期大约为 130ms。跟随运动受年龄、注意力和积极性的影响。由于眼的跟随运动只涉及移动的目标，所以对阅读能力影响不大，而在驾驶和体育运动中所起的作用更明显。

（二）处 理 原 则

首先，眼运动问题很少单独存在，常合并屈光不正、调节问题或双眼视异常等情况，需要先处理这些问题，便于改善眼运动情况。其次，若患者眼运动障碍是单独存在的，则治疗的方案可选择视觉训练，通常以调节、聚散训练和眼运动（扫视和跟随）训练相结合。除眼球震颤的患者外，棱镜和手术一般不作为眼运动障碍的治疗方案。最后，准确的注视、扫视和跟随功能也依赖于良好的视力。

（三）临 床 表 现

多数与扫视运动功能障碍相关的症状都与阅读相关，主要包括头部运动过多，经常找不到阅读的位置，阅读时丢字、跳行，阅读速度慢以及对阅读内容的理解能力差，无法长时间集中注意力等。扫视运动在阅读、学习和工作中非常重要，因此扫视运动的诊断试验也很重要。评价扫视能力常见的方法为客观眼运动记录装置（如 Visagraph 仪）、标准化眼运动试验和美国东北州立大学视光学院（NSUCO）的眼动检查。

跟随功能异常也与上述阅读异常有关，但其对相关体育活动的影响更大。例如，跟随一个正在运动的球对眼运动系统的跟随运动有非常高的要求。某些症状可能与跟随运动障碍相关，例如无法接到或击中棒球，或者一些需要跟随移动目标的运动等。

（四）治 疗 策 略

眼运动障碍常表现为注视、扫视运动和跟随运动方面的异常，三者常同时发生，因此其处理方法也应注重此三方面。在矫正屈光不正并使用镜片附加处理相关调节及双眼视问题后，进行视觉训练是较好的选择。如果患者选择在医院进行眼运动障碍视觉训练，则时间相对较长，一般需要 12～24 次；若患者有条件同时进行家庭训练，训练时间会相对缩短。

一般情况下，眼运动障碍患者的视觉训练可分三个阶段进行。第一阶段的首要目的是提高患者的粗略扫视能力和微小范围的跟随能力并使两眼扫视和跟随的能力均衡，同时改善患者的正负融像性聚散范围、调节幅度以及动用和放松调节的能力。应该注意，扫视运动的训练应从大幅度开始逐步训练至小幅度；而跟随运动的训练是从小范围开始，逐步训练至大范围。

第二阶段视觉训练的目标是用更精细的视标提高患者的准确扫视能力，并用更大的距离进行训练以提高精确跟随能力。常用的扫视训练技术包括 Ann Arbor 字母追踪（Ann Arbor letter tracking）、单眼棱镜片跳跃（loose prism jumps）和 WAYNE 扫视板（Wayne engineering saceadic fixator）。对于跟随运动，可以用旋转钉板（pegboard rotator）和闪光跟随技术。同时也建议使用计算机训练扫视和跟随能力，如 VTS4/SVI 视觉功能康复系统等。为了使两眼的扫视和跟随能力达到均衡，让患者进行单眼训练也很有必要。第二阶段训练的目标还要使患者的双眼正负融像性聚散幅度正常。

第三阶段，患者已经具备良好的调节能力和融像性聚散范围及灵活性，同时也有了正常的注视技能和单眼扫视及跟随能力。本阶段的目标是使患者能够在快速改变注视距离的同时维持清晰的双眼单视。视觉训练的最后阶段是整合在改变调节和聚散需求时的扫视运动和跟随运动，因此本阶段患者的训练应为双眼进行。使用两条或多条 Brock 线可以将本阶段需要的所有要素简单地结合起来。患者把两条或三条 Brock 线抵在自己的鼻梁边，线的另一端固定于患者的左侧、右侧和正前方，每条线上的两个小球作为患者在多个不同位置的注视点。嘱患者依据节拍器的声音刺激变化来控制注视的位置及速度，用节拍器控制患者变换注视目标的速度。患者需要有准确的扫视、调节和聚散能力才能进行此项训练。Brock 线也可以将跟随运动与集合和调节进行整合。把线的一端固定在铅笔上，线的另一端抵在鼻梁，同时手持铅笔端将手臂伸直。嘱患者握笔的手做环形运动，同时注视运动中的小球，且每隔 5s 在远近小球之间变换注视点，如此就可以有效地将跟随运动与调节和聚散变化进行整合。

（五）病 例 解 析

病例 8-5-1　眼运动障碍

【病史】患者男，10 岁，小学四年级。其家长发现他在读课文时速度很慢，经常读错位置、跳行，无法持续写作业，因此来院就诊。患者未诉视疲劳、视物不清、复视等症状，学校体检时未发现眼部异常，但此前从未接受过系统的视觉检查。患者阅读方面的学习成绩较差，该问题在一年级时已经有所表现，但在四年级时加重。尽管患者的阅读词汇和自然读写能力正常，但其阅读理解相关的分数仍较低，阅读速度明显偏低。因此患者的家长请语文老师对其进行辅导，几周后效果欠佳，老师建议该患者进行视觉评估。患者身体健康，无用药史。

【检查结果】双眼眼前节（－）和眼后节（－），瞳孔（－），色觉（－），共同性斜视（＋）。

【视功能检查】

远距离裸眼视力	OD：1.0，OS：1.0
近距离裸眼视力	OD：1.0，OS：1.0
主观验光	OD：+0.25DS=1.0
	OS：+0.25DS=1.0
集合近点	调节视标：6cm
远距离水平眼位	ORTHO
近距离水平眼位	4$^\triangle$EXO
远距离 BI 棱镜	X/8/6
远距离 BO 棱镜	X/18/10

近距离 BI 棱镜	8/18/12
近距离 BO 棱镜	9/17/8
计算性 AC/A	5∶1
调节幅度（推近法）	OD：9D，OS：9D
NRA	+2.50D
PRA	−1.25D
单眼调节灵活度	OD：0CPM（负镜）
	OS：0CPM（负镜）
双眼调节灵活度	0CPM（负镜）
MEM	OD：+1.50D，OS：+1.50D
NSUCO 扫视运动	头部运动 3 分，能力 4 分，准确性 2 分
NSUCO 跟随运动	头部运动 2 分，能力 4 分，准确性 3 分

【病例分析】本例中，患者的症状提示很可能存在眼运动异常。分析眼运动组的数据明确了眼运动障碍的诊断。该患者眼运动的速度和准确性得分偏低，用 NSUCO 试验对患者的扫视和跟随运动直接观察也发现患者的眼运动能力较差。此外，调节相关数据提示患者动用调节的能力明显偏低。调节幅度降低、MEM 结果偏高、PRA 降低以及单眼调节灵活性试验失败等结果均支持调节不足的诊断。

【处理方法】本例是一名典型的眼运动障碍患者。如前所述，此类患者常伴有调节和聚散功能异常。在本例中，可进行正镜附加以处理患者的调节不足。MEM 结果和 NRA/PRA 之间的关系提示附加光度大约为 +0.75D。处方：OD +0.25D；OS +0.25D，双眼附加 +0.75D。嘱患者在上课及写作业时配戴眼镜。另外给予视觉训练改善眼运动功能障碍和调节不足，训练结束之后重新评估结果如下：

【视功能检查】

主观验光	OD：+0.25DS=1.0

	OS：+0.25DS=1.0
远距离水平眼位	ORTHO
近距离水平眼位	$3^\triangle$ EXO
近距离 BI 棱镜	12/22/12
近距离 BO 棱镜	20/28/19
调节幅度（推近法）	OD：12D，OS：12D
NRA	+2.50D
PRA	−2.00D
单眼调节灵活度	OD：9CPM
	OS：9CPM
双眼调节灵活度	8CPM
MEM	OD：+0.50D，OS：+0.50D
NSUCO 扫视运动	头部运动 5 分，能力 5 分，准确性 4 分
NSUCO 跟随运动	头部运动 5 分，能力 4 分，准确性 5 分

患者的家长和老师反映患者之前的症状明显减轻，读课文的速度和阅读理解能力明显增加。并且患者接受 1h 辅导的课程时，效率明显提高。嘱患者停止视觉训练，继续在上课学习时配戴眼镜。

本病例显示出眼运动、调节和聚散能力异常对阅读的影响。这些视觉问题可以导致基础能力正常的孩子学习效率低下，阅读速度慢且理解力下降。治疗这些问题后可以改善阅读速度和理解能力。

（六）小　　结

评价和处理眼运动异常一直是医生关注的难点，因为这些问题对一个人生活和学习状态有很大的影响。尽管扫视和跟随运动异常可能是功能性的原因，但在鉴别诊断过程中首先排除严重的疾病病因亦非常重要。

第六节　注视视差

一、注视视差的定义

从理论上讲，落在视网膜非对应点上的物像将促发融合反射，因此可以说融合反射是视网膜物像分离的反应。而实际上就像调节反应并不恒等于调节刺激一样，融合反应也常常不等于融合刺激。

当双眼视轴在相关状态下（出现融像性集合时）未能与注视对象相交，即出现注视视差。这时双眼注视的物像不在对应的视网膜点上，而是在 Panum 融像区域（Panum fusional area，PFA）内成像。由于它出现在相关视物条件下，因此可被看作是一个非常微小的斜视。

此时，外界注视物不能精确地投射到双眼的视网膜中心凹对应点上，像点相对于中心凹产生了偏移，但由于 Panum 融像区域（PFA）的存在，注视目标仍可被感知为单一的物像。不同于视网膜点与点之间的对应，这种点与区域的对应不但能产生立体视，而且在眼运动不甚准确如注视视差和微颤时也能融像，不致出现复视。注视视差的存在说明在双眼视情况下的视线有微量的集合过度（内注视视差）或集合不足（外注视视差）。注视视差量是双眼视线与集合刺激线的偏离角的总和（图 8-6-1）。注视视差的偏离角一般都比较小，通常以弧分的形式表达，其范围为 $-5'\sim+3'$（大小常在 $8\sim12$ 弧分之间）。

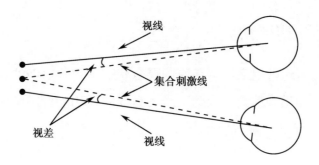

图 8-6-1　注视（外）视差与集合刺激线的关系

当注视目标位于 T 处，T 在左右眼视网膜上的成像分别位于 f 和 X 处。如果 X 离 f 足够近，落在 Panum 融像区域（PFA）内，T 仍然可被感知为单一物像。由于右眼相对于目标是过度集合的，这被称为内注视视差（ESO fixation disparity，图 8-6-2A）。由于右眼视网膜像点位于黄斑鼻侧，则此时右眼所见物像位于视野颞侧。因此此时右眼物像位于左眼物像的右侧，称为同侧性复视（uncrossed disparity）。

同理，当目标 T 在右眼的物像点落在 Panum 区域内时，由于此时右眼相对于目标物处于欠集合状态，称为外注视视差（EXO fixation disparity，图 8-6-2B）。由于右眼视网膜像位于黄斑颞侧，则此时右眼所见物像位于视野鼻侧。因此此时右眼物像位于左眼物像的左侧，称为交叉性复视（crossed disparity）。

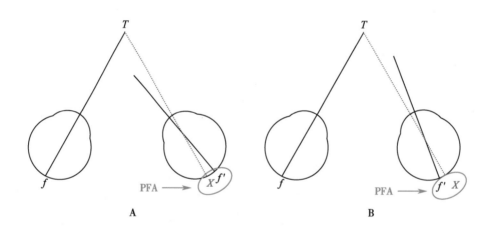

图 8-6-2　内、外注视视差

A. 内注视视差；B. 外注视视差

二、注视视差的检测

注视视差检测可用来评价在双眼融像状态下双眼聚散的误差。临床上一般不将它列为常规检查，只有在患者有双眼视功能异常症状，而通常隐斜视/聚散检测分析不能找出原因时，才进行该项检查。

注视视差可在远近距离测量，所用视标一般由两部分组成：①双眼可见的细小视标，作为双眼融像锁；②仅单眼可见的配对视标。在检测过程中，主要视野使用双眼进行观察，同时使用单眼分别注视两个配对视标。要求被检测者判断单眼视标是否对齐。

临床上大于几分角的注视视差可能有双眼视觉问题，注视视差越大，患者越可能有症状。注视视差与隐斜视相关，看近时更是如此。Mallett 注视视差测试（Mallett unit）可用于临床注视视差的测量。

如图 8-6-3 所示，上下两个红色条形视标进行左右眼偏振分视。其余视标（圆形、矩形和字母）双眼可见，以便为融像提供刺激。当被检测者无注视视差时，左右眼各自所视单眼视标在 X 处对齐。

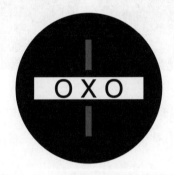

图 8-6-3　Mallett 注视视差测试

假设顶部红色条形视标为右眼可见，底部红色条形视标左眼可见。如图 8-6-4A 所示，右眼所见视标位于左眼的右侧，为同侧性视差。因此，此时被检测者存在内注视视差（ESO FD）。如图 8-6-4B 所示，右眼所见视标位于左眼左侧，为交叉性复视，则被检测者存在外注视视差（EXO FD）。

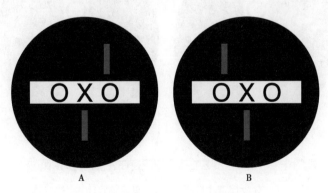

图 8-6-4　当被检测者右眼存在注视视差时所见视标

A. 内注视视差；B. 外注视视差

此外，使用 Mallett 注视视差测试可以通过查看条形视标是否与中间的 X 对齐来判断注视视差只存在于单眼还是存在于双眼。如图 8-6-5A 所示，仅顶部红色视标位于 X 右侧，底部红色视标与 X 对齐，则此时被检测者仅右眼存在外注视视差。如图 8-6-5B 所示，双眼红色视标均位于 X 两侧，则被检测者存在双眼外注视视差。

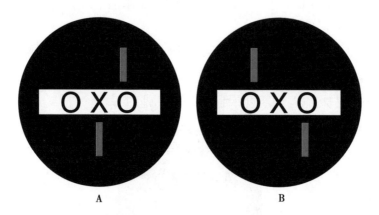

图 8-6-5　当被检测者右眼及双眼存在注视视差时所见视标

A. 右眼外注视视差；B. 双眼外注视视差

同理假设左侧红色视标为右眼可见，右侧红色视标左眼可见。如图 8-6-6A 所示，此时显示被检测者右眼存在左上右下垂直注视视差。如图 8-6-6B 所示，此时显示被检测者双眼存在右上左下垂直注视视差。

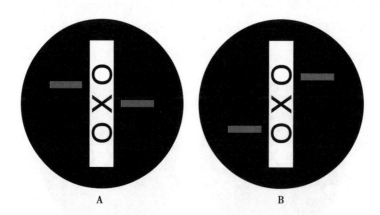

图 8-6-6　当被检测者右眼及双眼存在注视视差时所见视标

A. 右眼垂直注视视差；B. 双眼垂直注视视差

Mallett 注视视差测试结果也可显示出被检测者是否存在旋转视差与单眼抑制（图 8-6-7）。

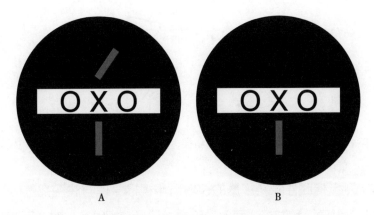

图 8-6-7　当被检测者右眼存在旋转视差及抑制时所见视标

A. 右眼旋转视差；B. 右眼抑制

三、注视视差的量化

使用 Mallett 及类似的注视视差检测仪器，其量化视差的唯一方法是引入棱镜，使单眼配对视标对齐。消除注视视差的棱镜值称为相联性隐斜视（associated phoria）。

（一）与注视视差相关的概念

1. **分离性隐斜视（dissociated phoria）**　指的是打破患者的融像能力使双眼视轴分离，两眼视觉处于被分离状态的非融合眼位，所测量出的偏斜角较大。通过 Maddox 杆，Von Graefe 等所测得的隐斜视度数即为分离性隐斜视量。通常情况下所说的隐斜视指的就是分离性隐斜视。

2. **相联性隐斜视（associated phoria）**　指的是在有融像性集合参与的情况下的融合眼位，消除此斜位所需的棱镜量，称为相联性隐斜视量。也就是在有双眼融像的参与下，能将注视视差减少到零的棱镜的量。相联性隐斜视的量比分离性隐斜视量小，由于被检测者在测量的整个过程中，有融像能力使双眼相互关联，所以称为"相联性"隐斜视（图 8-6-8）。

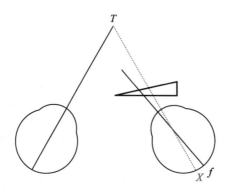

图 8-6-8　使用棱镜测量相联性隐斜视，右眼同侧性复视，存在内注视视差

临床上测量相联性隐斜视量的仪器所用视标原理与注视视差检测视标相同，也由双眼融像锁和游标线两部分组成，只是游标线有一对上下对齐，有一对左右对齐。右眼将看到游标线的上线和右线，左眼看游标线的下线和左线。

当被测者报告上、下线对齐，说明不存在相联性隐斜视；若报告上线位于下线的右方，即双眼所看物像产生了同侧性复视，存在内注视视差；若报告上线位于下线的左方，即双眼所看物像产生了交叉性复视，存在外注视视差。用基底朝外（BO）棱镜将内注视视差减少至零的量或基底朝内（BI）棱镜将外注视视差减少至零的量为相联性隐斜视。

一对左右对齐的游标线检测垂直注视视差和垂直相联性隐斜视，当被检测者报告右线位于左线的下方，说明右眼有上隐斜视，反之则说明左眼上隐斜视，在上隐斜视眼加基底朝下（BD）棱镜将垂直注视视差减少至零的量，为垂直相联性隐斜视。

测量远距相联性隐斜视的仪器包括美国光学（AO）偏振立体幻灯图，Bernell 灯式远点视标、Mallett 远点测量装置。用于测量近距相联性隐斜视的仪器包括 Bernell 近距灯式视标、Mallett 近距装置和 Borish 卡。

（二）注视视差的测量

除棱镜测量相联性隐斜视外，其他临床上测量注视视差的过程多为移动其中一侧单眼视标使两眼视标在视野中对齐，此时测量并计算视差角 α

（如图 8-6-9）。

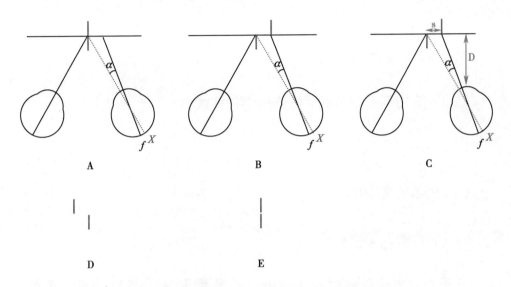

图 8-6-9　移动单眼游标进行右眼外注视视差测定过程

A. 单眼游标对齐；B. 移动游标使视野中的游标对齐；C. 视差角计算；D. 游标对齐时
被检测者所视图像，图像不对齐；E. 游标移动后被检测者所视图像

如图 8-6-9 所示，若右眼所见为顶部视标，其落在视网膜上颞侧 X 处，并投射在视野鼻侧空间（左侧）。若左眼所见为底部视标，则物像落在中央凹上，投射于视野正前方。因此，被测试者将看到如图 8-6-9D 所示。当被测试者移动顶部视标的位置（图 8-6-9B），使物像落在相应的视网膜点上，则双眼视标对齐（图 8-6-9E）。此时两视标距离 s 与视物距离 D 均固定，则可计算注视视差角 α（图 8-6-9C）。

注视视差与相联性隐斜视实质上是同一个问题的不同表达，注视视差测定的是在双眼融像状态下双眼聚散的误差，以弧分表示，而相联性隐斜视测量的是消除该双眼聚散误差时的棱镜向量，以棱镜度表示，二者表达的都是静态量。

通常情况下，某一个体的相联性隐斜视的量比相应的分离性隐斜视量小，但仍高度相关。但是，某些个体在两种方法中测试所得的棱镜底朝向恰好相反，称为"悖理性注视视差"。这种情况往往在那些接受正位训练以增加融像性聚散范围的患者中最为常见。典型的悖理性注视视差患者会表现出分离性外斜，同时伴有内注视视差。

当存在相联性隐斜视的患者反映以下症状时，应考虑进行注视视差的测定：

（1）双眼皮层反应减少。

（2）存在由于无法代偿的隐斜视引起的症状。

（3）双眼视力下降。

（4）阅读速度降低。

（5）对比敏感度阈值升高。

注视视差测量仪器除 Mallett 外，还包括 Sheedy 注视视差测量仪，Saladin 卡，Wesson 卡，及 EyeGenius 等仪器设备（图 8-6-10）。

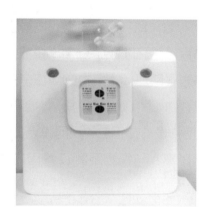
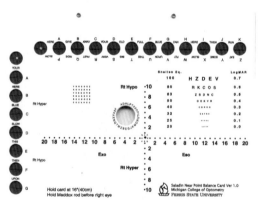
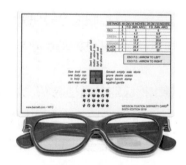
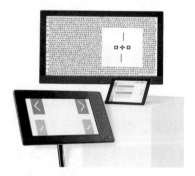

图 8-6-10　注视视差测量仪器：Sheedy 注视视差测量仪（左上），Saladin 卡（右上），Wesson 卡（左下），EyeGenius（右下）

测量过程中应保证被测者在近距离注视视标时始终保证视标清晰，以确认此时被测者根据调节需求产生恰当的调节反应，不因调节因素而影响集合与相联性隐斜视量。

四、注视视差曲线的确定及应用

注视视差检测在双眼融像状态下的双眼聚散的误差，而相联性隐斜视测量消除该误差的棱镜向量，都是检测单一、静态的量值。注视视差曲线（fixation disparity curve，FDC）表示的是在不同棱镜聚散量刺激的作用下，患者的注视视差量与棱镜向量的函数，动态地反映了患者双眼视觉系统对外界的反应能力，并确认隐斜视能否被患者完全代偿。

（一）注视视差的测定与曲线绘制

测量注视视差时，当患者主观感觉视差测量仪双眼分视游标线对齐后，从仪器背面的视窗记录此时的注视视差大小和方向。随后棱镜以 0，$3^\triangle$BI，$3^\triangle$BO，$6^\triangle$BI，$6^\triangle$BO，$9^\triangle$BI，$9^\triangle$BO，$12^\triangle$BI，$12^\triangle$BO 等交替置入，直至 BI 和 BO 两侧分别出现复视为止。在图中标示出加入的棱镜度及相应的注视视差量，绘制成 FDC 曲线。坐标的 x 轴为置入的棱镜大小，单位为棱镜度；y 轴为测量出的注视视差量，单位为弧分。y 轴上方表示内注视视差（ESO fixation disparity），y 轴下方表示外注视视差（EXO fixation disparity）。

（二）注视视差曲线图分析

分析注视视差曲线（图 8-6-11）时需注意以下参数：

（1）曲线类型。

（2）y 轴截距：未置入棱镜时注视视差的大小，是 FD 的测量基线值。

（3）y 轴上的斜率。

（4）*x*轴截距：将注视视差降至零所需要的棱镜度，即为相联性隐斜视。

（5）转折点：为FDC上最平坦部分，曲线上斜率接近零的点。

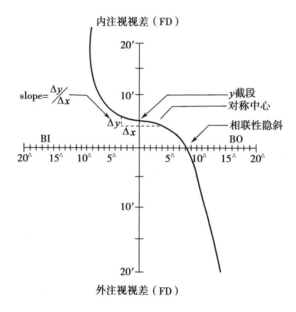

图8-6-11　外注视视差曲线图

Sheedy 和 Saladin（1978）的 研 究 表 明，当 EXO FD≥6′arc 或 ESO FD≥4′arc 时，患者症状与*y*轴截距相关。FDC曲线的形态因人而异，同时受棱镜适应的影响，大致可分为4种类型（图8-6-12）。

Ⅰ型为S曲线形态，转折点为曲线的对称中心。为最常见的一种类型，约占60%。显示随着增加BI棱镜度（进行散开），内注视视差增加；增加BO棱镜度（进行集合），外注视视差增加，患者通常无症状。

Ⅱ型约占25%，曲线显示随着增加BI棱镜（进行散开），内注视视差增加，但在BO棱镜下注视视差变化最小。BO侧的平坦曲线表明患者擅长集合（最小注视视差）。BI侧的大注视视差表示散开困难，因此Ⅱ型患者通常有内隐斜视。

Ⅲ型约占10%，曲线显示随着增加BO棱镜度（进行集合），外注视视差增大，但在BI棱镜下注视视差变化最小。BI侧的平坦曲线表明患者擅长发散（最小注视视差）。BO 侧的大注视视差表明集合困难，因此 III 型患者通常有外隐斜视。

IV 型约占 5%，该类型患者对 BI 或 BO 棱镜均不敏感。

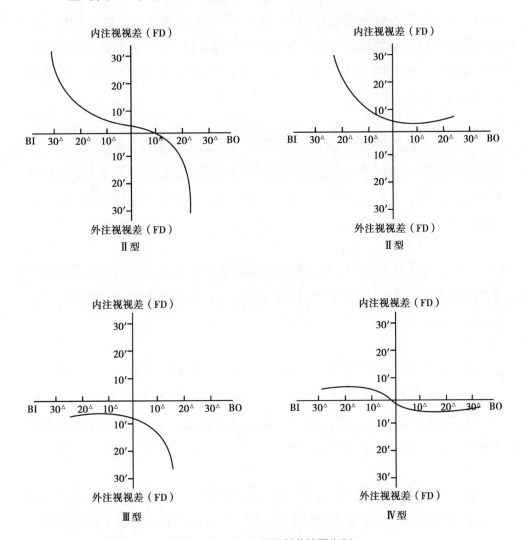

图 8-6-12　注视视差曲线图类型

（三）FDC曲线的临床应用

1. 对患者的双眼视觉功能进行诊断评估

（1）曲线类型是 FDC 最主要的诊断评估参数，S 型曲线表现的患者往往无双眼视觉症状，而表现为 II 型、III 型、IV 型的患者通常有视觉症状，所以通过曲线类型，可以对患者双眼视功能进行初步的评估。

（2）曲线的斜率也可对视功能进行评估。斜率大即意味着眼前加棱镜时导致较大的注视视差变化率，患者通常有视疲劳的症状。若斜率大于1，则注视视差对融像性集合刺激的变化率很大，不适应棱镜矫治；斜率小于1时，表明患者有较好的棱镜适应性。所以曲线的斜率越大，患者对聚散变化的耐受性越差，视疲劳的症状越明显。表现为Ⅰ型的患者若存在视疲劳，可观察到其FDC曲线斜率较高。

（3）y轴截距的高低与眼部运动存在较为密切的关系，y轴截距高，表明患者在眼前不加棱镜时的自然状态下，注视视差量较大，说明患者的运动融像能力较低，不足以代偿隐斜视。因此，高的y轴截距是眼球运动存在问题的信号。

（4）x轴截距的大小，表示相联性隐斜视的大小。双眼视疲劳的症状与相联性隐斜视绝对值正相关，x轴的截距越大，说明患者的双眼视疲劳的症状越重。

2. 通过注视视差曲线，为双眼视觉异常患者提供可行有效的处理方法　由于曲线的斜率、y轴的截距、x轴的截距的大小与患者的双眼视觉主观症状密切相关，所以临床上可以通过改变三者的量来改善患者的症状。

（1）改变患者FDC曲线的斜率：具有Ⅰ型的人通常无症状，有视疲劳症状的Ⅰ型患者通常其曲线的斜率高。对于斜率较高的患者通常采用视觉训练的方法，使患者能产生较大的棱镜适应性，增大融像性集合的聚散能力，FDC曲线的斜率变平坦是视觉训练成功的标志。

如图8-6-13所示，利用视觉训练将曲线由原来的黄线（VT前）移至红线（VT后），更平坦的曲线表示更准确的集合反应。

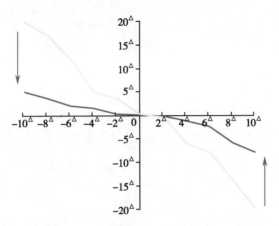

图 8-6-13　采取视觉训练改善注视视差曲线

（2）改变 y 轴的截距：负镜片可诱发调节，从而带动调节性聚散，能增加内注视视差或减少外注视视差，使整个曲线上移，同时增加了一定集合刺激时的负融像性聚散需求，可使整个曲线右移，所以负镜片的增加，可使整个曲线向右上方移动；相反，正镜片能减少内注视视差或增加外注视视差，增加了一定集合刺激时的正融像性聚散需求，使整个曲线左下移位。所以表现为类型Ⅱ的内注视视差患者，可采用正镜片附加的方法（正附加通过 S=P/（AC/A）确定，P 值为棱镜度数），表现为Ⅲ型的高度外注视视差患者，理论上可以通过负镜片使用减轻症状，或通过视觉训练或应用棱镜处方来消除不适的症状。Ⅱ型和Ⅲ型患者的棱镜处方应使患者能在曲线的平坦部使用其功能，即棱镜处方为对称中心的棱镜度数。由于Ⅲ型患者在 BI 方向有较大的棱镜适应，所以视觉训练的成功可能性小。对于表现为Ⅳ型的患者，可能存在着感觉或运动的融像不良，或是两者兼具。

如图 8-6-14 所示，添加正镜使注视视差曲线从原来的黄线（无正镜）向下移动到红线（有正镜）处，此时使得 FD（y 轴截距）为 0。

（3）改变 x 轴截距：BO 棱镜使注视视差曲线左移，BI 棱镜可使整个曲线右移，所以我们可以通过 BO 的棱镜治疗 FDC 曲线Ⅰ型中的内隐斜视患者，通过 BI 棱镜治疗 FDC 曲线Ⅰ型中的外隐斜视患者，以期减少患者FDC 曲线的 x 轴截距。同样，我们也可以利用棱镜对 FDC 曲线的移位，使FDC 曲线Ⅰ型、Ⅲ型的平坦部分移至 y 轴，Ⅱ型的患者应用 BO 棱镜，Ⅲ型的患者应用 BI 的棱镜进行矫治，棱镜的大小根据对称中心的大小确定。

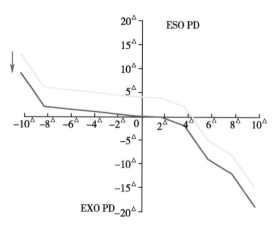

图 8-6-14　根据注视视差曲线确定正负镜片处方

对于棱镜处方而言，在决定其大小是可以遵循以下规律（图 8-6-15）：

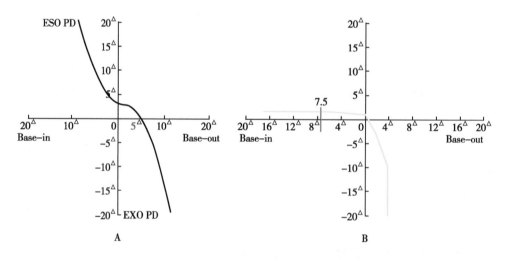

图 8-6-15　根据注视视差曲线确定棱镜处方

A. 根据相联性隐斜视量确定棱镜处方；B. 根据中心平坦区确定处方

1）根据相联性隐斜视量（x 轴截距）确定处方：如图 8-6-15A 所示，x 轴截距为 $5^\triangle$ BO，此时可考虑棱镜处方使得 FD 为 0；

2）根据中心平坦区确定处方：如图 8-6-15B 所示，曲线的平坦地区从 15～0 $^\triangle$BI。因此可使用 7.5 $^\triangle$BI 棱镜水平向右移动注视视差曲线，使曲线围绕 y 轴重新居中。

在注视视差测量过程中，有些被测者可能抱怨游标线条飘移不定，这样的测试结果可能会产生一个不规则形状的 FDC，不规则 FDC 可能是存在调节问题的指征。如果是调节问题的话，改进调节的视觉训练会使 FDC 变平滑。

另外在测量过程中应注意不要让棱镜刺激超过 10s，并交替使用 BO 和 BI 棱镜。这样做是为了尽量减少聚散适应，以获得更平坦的曲线和更加准确的集合反应。

五、小结

（1）注视视差测定是唯一一种在患者惯常所适应的刺激下测量相联性聚散反应的临床测试。

（2）注视视差曲线的应用可以分辨出分离性隐斜视处在代偿不足、完全代偿还是代偿过度的状态。

（3）在临床应用中注视视差的分析显示了对于患者最佳的治疗方法，如棱镜，正负镜，或是视觉训练。

第九章
视觉训练

第一节　融像性聚散训练

融像性聚散又称视差性聚散，其生理光学刺激来源于视网膜视差。当双眼注视外界物体时，为使物像落在双眼视网膜黄斑相对应区域，双眼同时向内或向外协调运动，消除复像，形成双眼单视。当患者存在隐斜视时，融像性聚散是代偿隐斜视，维持正位的重要机制。当患者出现融像性聚散障碍时，常出现视疲劳、复视、视物模糊等症状。

1. 训练适应证　融像性聚散范围不足者，集合不足者及散开不足者。

2. 训练目的　增加正负融像性聚散范围，降低正负融像性聚散反应潜时，提高融像性聚散的速度，缓解融像性聚散障碍患者视疲劳、复视等视觉症状。

一、红绿立体图

1. 简介　红绿立体图是融像性聚散训练初期常使用的训练道具，通常成对出现，一个为红色，另一个为绿色，两个视标图除了存在颜色和抑制控制点的差别外，其余部分完全相同（图9-1-1）。训练过程中，患者配戴左绿右红的红绿眼镜，此时患者右眼看到的是左边的绿色视标，而左眼看到的是右边的红色视标。通过水平移动视标的位置可以产生集合和散开的需求（若将绿色视标左移，红色视标右移，此时右眼随绿色视标左转而左眼随红色视标右转，于是产生了集合需求。相反若将绿色视标右移红色视标左移，则产生散开需求）。每次移动所产生的棱镜量需求可以从视标底部的标尺读出。但此标尺只适用于检查距离为 40cm 时，若距离改变则标尺也应该做出相应的调整。1m 距离产生 1cm 位移为 1 棱镜度（$1^\triangle$），当为 40cm 的检查距离时，每 0.4cm 的位移可产生 $1^\triangle$。

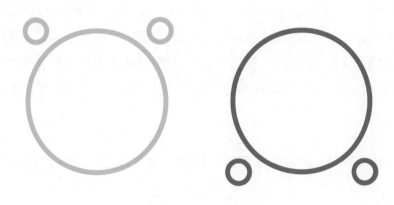

图 9-1-1　红绿立体图

2. 训练器具　红绿立体视标、双光源读片架、红绿眼镜、注视杆。

3. 训练步骤

（1）建立融像：将红绿立体图视标绿色在前红色在后重合放置于距离患者 40cm 处的双光源读片架上。患者训练过程中配戴左绿右红的红绿眼镜，检查者将红绿卡片水平分开一定距离后要求患者注视红绿立体图视标并描述自己所看到的现象。如果融像建立，患者应该能描述出他可以看到清晰单一的图像且图像具有立体深度。询问患者视标中抑制控制点是否处于分离状态，即上下是否均存在两个小圆环，排除患者进行单眼注视。如果患者看不到上述现象，则用一些指导性的问题或方法指引其观察到上述现象。一旦确定患者建立了融像则进入下一步。

（2）建立知觉反馈线索

1）模糊：逐渐增加或减少聚散需求，询问患者是否感到视标逐渐模糊或清晰。

2）复视：增加聚散需求直至患者报告视标变为两个，减少聚散需求直至患者报告恢复双眼单视。

3）近小远大现象（small in large out，SILO）：嘱患者忽略视标上的抑制控制点，集中注意力于视标中的图案，检查者逐渐缓慢移动两视标使患者产生集合需求并始终保持双眼单视，此时患者应报告看到的融像图像越来越小。相反，若缓慢移动两视标使患者产生散开需求，患者应感到融像的图像逐渐变大。

4）立体感知：要求患者在视标移动过程中指出视标中凸起或凹进的部位。

（3）进行训练：移动视标使产生 $3^{\triangle}$（1.2cm）大小的集合或散开需求，使患者始终确保圆环的清晰且单一，同时能感受到上述描述的知觉反馈线索，随后打破患者融像一段时间后使患者重新建立融像。当患者完成上述步骤后，以 $3^{\triangle}$ 为一阶段逐渐增加视标聚散需求重复上述训练步骤。

二、裂隙尺

1. 简介 裂隙尺是另一个常用的融像性聚散训练仪器，包括一个直尺类似的装置，两个塑料滑板（一个单孔滑板一个双孔滑板）以及不同视差的十二个视标卡（$2.5^{\triangle}\sim30^{\triangle}$），集合和散开使用相同的视标卡，当使用单孔滑板时进行集合训练，转变为双孔滑板时进行散开训练，如图 9-1-2 所示。由于裂隙尺训练起始棱镜量为 $1^{\triangle}$，且不同视标卡之间的棱镜需求量为梯度变换而非连续变换，故训练难度较红绿立体图大，常于融像性聚散训练后期使用。

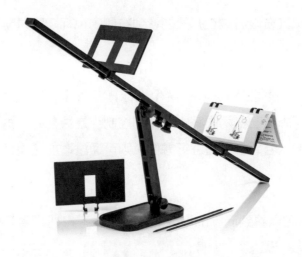

图 9-1-2　裂隙尺

2. 训练器具　裂隙尺、单孔滑板和双孔滑板、注视杆、训练视标卡。

3. 训练步骤

（1）集合训练

1）将单孔滑板置于裂隙尺上，嘱患者鼻尖顶在裂隙尺后顶端，交替遮盖患者左右眼确保其单眼时只能看到一个视标。

2）嘱患者双眼同时睁开注视两个视标，将两视标进行融像并始终保持双眼单视。询问患者左右两图案中的抑制控制点是否在同一垂直方向，确保其进行正确融像。若患者无法进行融像，则可通过增加注视杆引导患者进行融像。

3）当患者可以看到清晰的融合像后，嘱患者将视线离开视标一段时间后重新注视视标并迅速建立融像。

4）当患者完成上述步骤后，翻转到下一张视标并重复上述步骤，训练终点为患者成功通过所有 12 张视标卡（相当于 30$^\triangle$BO）。

（2）散开训练

1）将双孔滑板置于裂隙尺上，嘱患者鼻尖顶在裂隙尺后顶端，交替遮盖患者左右眼确保其右眼通过右孔只能看到右侧的视标，同时左眼通过左孔只能看到左侧的视标。

2）嘱患者双眼同时睁开注视两个视标，将两视标进行融像并始终保持双眼单视。询问患者左右两图案中的抑制控制点是否在同一垂直方向，确保其进行正确融像。若患者无法进行融像，则可通过增加注视杆引导患者进行融像。

3）当患者可以看到清晰的融像之后，嘱患者将视线离开视标一段时间后重新注视视标并迅速建立融像。

4）当患者完成上述步骤后，翻转到下一张视标并重复上述步骤，训练终点为患者成功通过 7 张视标卡（相当于 15 $^\triangle$ BI）。

三、融像性聚散训练卡片

1. **简介**　融像性聚散训练卡片是一种便携式融像性聚散训练方式，训练过程中不需要使用眼镜等分视道具，其训练原理与裂隙尺相同。常见的训练卡片包括偏心圆卡，自由空间融像卡，救生圈卡等（图 9-1-3）。

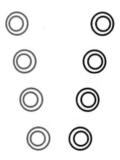

图 9-1-3　融像性聚散训练卡片

2. **训练器具**　偏心圆卡、自由空间融像卡、救生圈卡。

3. **训练步骤**　这里以偏心圆卡为例，救生圈卡等其他卡片同偏心圆卡原理及训练方式相同，不同的是救生圈卡及新型的自由空间融像卡不需要通过移动视标之间距离改变聚散需求，而是在一张视标卡片上预先印了不同分开程度的视标，训练时需要逐行进行训练。

（1）集合训练

1）将偏心圆卡放于患者眼前 40cm 处，嘱患者试着将视线交叉以得到看近的感觉，如果患者不能成功做到这一点，则在患者与视标卡片之间放置注视杆引导患者进行交叉融像，若患者成功建立交叉融像，则应该报告看到三组圆环，嘱患者集中注意力于中央的圆环，此时患者应该报告看到一个大环一个小环，大环向前方凸出而小环向里凹进。

2）在患者成功建立交叉性融像之后，嘱患者保持融像十秒钟，然后暂时性的转移视线看远处，随后再返回注视重新建立融像，当患者能自如完成交替注视融像后，逐步将视标卡分开，重复上述步骤进行融像训练。

（2）散开训练

1）将偏心圆卡放于患者眼前 40cm 处，嘱患者透过透明的偏心圆卡在视标卡之后进行融像，若患者始终无法建立融像，则可在视标卡之后放置注视杆引导患者进行融像。

2）若患者成功建立融像，则重复如同集合训练时的步骤，感知圆环的深度并进行交替注视融像，不同的是，此时患者应报告小环向前方凸出而大环向里凹进。在此之后将两视标逐步分离并重复上述的训练步骤。

四、斜隔板实体镜

1. 简介　斜隔板实体镜通过一个隔板实现两眼所看物像分开的效果，如图 9-1-4 所示。注视部分为两个圆孔相当于目镜，可放置 +5.00～+8.00D 的球镜模拟眼睛看远的状态，如图所示，实体镜的下方绘图区以及侧面是放置视标卡的地方。

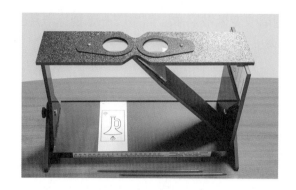

图 9-1-4　实体镜

2. 训练器具　斜隔板实体镜、视标卡。

3. 训练步骤

（1）将实体镜对应的视标卡分别置于侧面和底端，使卡片对应实体镜底座两侧的 0 刻度位置。嘱患者通过目镜注视视标卡并进行融像。

（2）患者成功建立融像后，将位于底部的视标卡向斜隔板方向移动（集合）或远离斜隔板方向移动（散开），嘱患者在此过程中始终保持物像清晰且单一。

五、可变棱镜立体镜

1. 简介　可变棱镜立体镜（variable prismatic stereoscope）通过特殊的设计以及反光镜达到双眼物像分离的目的，如图 9-1-5 所示。工作距离为 33cm，产生的调节需求为 3D，可以通过对装置进行分离或聚拢而达到聚散需求的变化（分离产生 BI 聚散需求，聚拢产生 BO 聚散需求），训练中实际的棱镜需求量可以从仪器上直接读出。

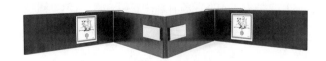

图 9-1-5　可变棱镜立体镜

2. 训练器具　立体镜、视标卡。

3. 训练步骤

（1）将视标卡放于立体镜两侧，嘱患者将鼻尖顶在仪器的顶端，并对视标卡进行融像。

（2）逐渐分离或聚拢训练仪，嘱患者始终保持双眼物像清晰且单一。

（3）嘱患者建立融像后将视线远离视标卡，随后返回重新进行融像训练。

六、同视机

1. 简介　同视机为医院常用的双眼视三级视功能检查设备，是另外一种立体镜式训练仪器，如图 9-1-6 所示。

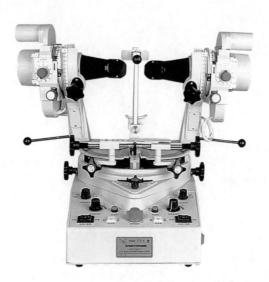

图 9-1-6　同视机

2. 训练器具　同视机、二级融像卡。

3. 训练步骤

（1）将同视机镜筒归零，同时插入对应的二级融像卡，调整额托和颌托，使患者双眼与目镜平齐，询问患者能否看到清晰且单一的物像。

（2）检查者将两侧同视机手柄同时向患者鼻侧或颞侧移动，嘱患者始终保持双眼单视，分别训练集合和散开功能。

七、聚散球

1. 简介　聚散球又称生理性复视线，能形成明显的生理性复视，可用于改善调节和集合功能，是常用的建立自主集合的道具。聚散球包括一条白线及串在上面的三个不同颜色（红、黄、绿）的小球。训练时白线的一端可系在固定物体上，另一端由患者手持并置于鼻尖，如图9-1-7所示。

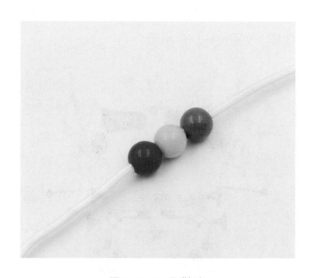

图9-1-7　聚散球

2. 训练器具　聚散球。

3. 训练步骤

（1）生理性复视感知训练

1）将白线一端固定，另一端由患者手持并置于鼻尖，将红、黄、绿三个小球分别置于距患者鼻尖 30cm、60cm 和 90cm 处，嘱患者注视近端的红色小球，此时由于生理性复视的作用，患者应可以看到一个红球，两个黄球和绿球，白线自注视点（红球）交叉呈 X 形；嘱患者注视中间的黄球，此时患者应看到一个黄球，两个绿球和红球分别位于视线交叉点（黄球）的两侧；以同样的方式注视远端的绿球，则此时以绿球为视线交叉点，红球和黄球分别变为两个。若患者无法完成上述训练，检查者可暗示患者放松眼睛，或让患者用手指触及小球帮助其注视，同时还可使用 ±2.00D 翻转镜刺激或放松患者的集合性调节。当患者获得看远及看近的融像能力后，嘱患者分别交替注视红黄绿三个小球并分别维持注视 5 秒钟。

2）上述训练重复三次后，维持黄、绿两球位置不动，将红球向患者鼻端移近，同样重复上述交替融像训练三次，直至红球移至距患者鼻尖 2.5cm 时患者仍能成功完成上述训练，则到达训练终点。

（2）将黄球和绿球合并移至 1m 处，红球置于患者鼻端 2.5cm 处，嘱患者注视远端的绿球并将注视点缓慢移到近端的红球，当注视点稳定到红球上之后再缓慢将注视点移回到远端的绿球。上述步骤完成后，检查者将白线上的小球移走，嘱患者重复上述步骤，训练患者在不同注视点上完成生理性复视训练。

（3）检查者将白线也去掉，嘱患者在没有小球及线的情况下逐步缓慢尝试自主聚散训练。

八、3点卡

1. 简介 三点卡为一张两侧各有三个圆点视标的白色卡片，一侧为红色视标，另一侧为绿色视标。双眼通过将卡片上不同颜色的两个点进行融像以达到增加集合动觉意识，改善聚散能力和聚散范围的作用（图 9-1-8）。

图 9-1-8　3 点卡训练

2. 训练器具　3 点卡。

3. 训练步骤

（1）患者手持 3 点卡并将最小视标一侧置于鼻尖，嘱患者对最远端的视标进行融像，患者成功融像后应报告看到远端的红绿视标混合而剩余两个视标仍维持两个不变。

（2）对远端视标保持融像 10s 后嘱患者逐渐将视线移近，依次对中央及近端视标进行融像，每次持续 10s。

（3）检查者随机指引患者对三组视标分别进行融像，还可通过正透镜或 BO 棱镜逐渐增加训练难度。

第二节　调节功能训练

一、推进训练

1. 目的　推进训练用于改善调节近点，增强调节能力，同时也可以改善正融像性集合，进而改善集合近点。

2. 设备　注视视标，遮眼板（图 9-2-1）。

3. 适应证　调节不足，集合不足。

```
O C I X M A N
D K B M V H Q
O G F L B L O
E O Q O J R W
K Z H B C D R
B E N I W H C
E Y Z B U Q J
L Y O E F D G
E K U A K T L
J L N E G H C
```

图 9-2-1　推进训练卡

4. 训练步骤

（1）遮盖左眼，将注视视标放置于右眼前 40cm 处，右眼注视最佳视力上一行的视标，推进视标至模糊，重新将视标置于 40cm 处，多次重复推进至模糊。

（2）遮盖右眼，重复上述步骤。

（3）不遮盖双眼，将注视视标放置于双眼前 40cm 处，推进至模糊或破裂成两个视标。重新将视标置于 40cm 处，多次重复推进至模糊或破裂。

5. 注意事项

（1）推进至模糊或破裂成两个视标时，提示患者是否能努力看清或恢复单一像，如果可以恢复，则继续训练。

（2）双眼推进训练过程中，视光师需要观察患者眼位，若出现眼位偏斜，而患者没有主诉破裂成两个视标，则可能存在抑制。

（3）调节不足者，需要嘱咐用力或集中注意力方可更好地调用调节，看到清晰的视标。

（4）训练初期可能出现视觉拥挤现象，可用引导棒辅助训练。

二、附加球镜阅读

1. 目的　通过眼前附加负镜，患者体验调节紧张的状态，增加调节幅度。通过眼前附加正镜，患者体验调节放松的状态，缓解肌肉痉挛。

2. 设备　阅读视标，+2.00～−6.00D 附加镜，遮眼板（图9-2-2）。

3. 适应证　调节不足和调节过度。

```
O C I X M A N
D K B M V H Q
O G F L B L O
E O Q O J R W
K Z H B C D R
B E N I W H C
E Y Z B U Q J
L Y O E F D G
E K U A K T L
J L N E G H C
```

图9-2-2　附加球镜阅读训练

4. 训练步骤

（1）遮盖左眼，将注视视标放置于右眼前 40cm 处，右眼附加 +0.50D（或 −0.50D）的镜片，注视最佳视力上一行的视标，成功阅读到 20 个清晰的单个视标。

（2）遮盖右眼，重复上述步骤。

（3）增加附加球镜的度数至 +1.00D（或 −1.00D），重复 20 次清晰阅读；遮盖右眼，重复上述步骤。

（4）重复上述操作，直至附加球镜达到 +2.50D。

5. 注意事项

（1）正镜和负镜附加的训练方法相同。附加正镜，使患者调节放松；附加负镜，使患者调节紧张。通常最大负镜不超过调节幅度的一半，最大正镜不超过阅读距离的倒数（若阅读距离为40cm，则最大正镜为 +2.50D）。

（2）调节不足的患者，需要提高调节幅度，附加球镜由正镜开始，直至最大负镜为止。

（3）调节过度的患者，需要放松调节，附加球镜由负镜开始，直至最大正镜为止。

（4）调节不足者，需要嘱咐用力或集中注意力方可更好地调用调节，看到清晰的视标。

（5）调节过度者，可以通过将视标由近移远来练习调节放松。

三、附加球镜排序

1. **目的**　眼前附加不同球镜，患者通过体验调节紧张或放松的状态，判断镜片的度数大小。作为附加球镜的进阶训练方法，可以先进行附近球镜训练，再患者熟悉调节紧张和调节放松的感受后，容易进行附加球镜排序。

2. **设备**　阅读视标，+2.00～−6.00D 附加镜，遮眼板（图9-2-3）。

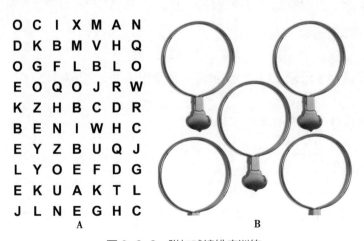

图 9-2-3　附加球镜排序训练

3. **适应证**　调节不足和调节过度。

4. **训练步骤**

（1）遮盖左眼，将注视视标放置于右眼前 40cm 处，选用两个度数相差较大的球镜（如 −1.00D 和 −5.00D 的附加球镜）分别附加在眼前，患者分别使用附加球镜进行阅读，询问患者感受差异，包括字体大小差异、字体远近差异和眼肌肉紧张或放松的感受。

（2）逐渐减少球镜之间的差距（如 −1.00D 和 −2.00D），差距减少至 0.50D，可增加球镜的数量至 3 个，最后记录正确排序的最多数量和最小球镜差距。

（3）遮盖右眼，重复上述步骤。

5. **注意事项**

（1）三个以上的球镜之间的差距最好是等差的。

（2）排序困难的患者，可以加强附加球镜阅读训练，感受调节紧张或放松的状态。

四、字母表训练

1. **目的**　通过交替看远和看近，提高调节灵活度，同时也可以改善调节幅度和调节痉挛。

2. **设备**　字母表（Hart chart）、遮眼板（图 9-2-4）。

3. **适应证**　调节灵活度下降。

4. **训练步骤**

（1）遮盖左眼，小字母表放置于眼前 40cm 处，大字母表放置于眼前 3m 处。

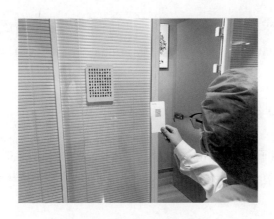

图9-2-4 字母表训练

（2）要求患者注视小字母表第一行，逐个读出每个字母，边读边将小字母表移近，每读一个往近移动字母表4cm左右，直至不能保持视标清晰。迅速看远处的字母表上的第一行视标。

（3）当可以正确阅读远处字母表视标时，可以跳转至看近字母表第二行（40cm处），重复步骤1，直至阅读完小字母表的所有行。

（4）遮盖右眼，重复步骤（1）~步骤（2）。

（5）去掉遮盖，双眼看视标，重复上述步骤（1）~步骤（2）。

5. 注意事项

（1）视远和视近的切换要快，训练需达到1~2s内完成调节切换，1min完成远近字母表的阅读。

（2）小字母表视标应为最佳近视力的上一行，过大的视标会减弱训练效果。

（3）训练初期可能出现视觉拥挤现象，可用引导棒辅助训练。

（4）训练时间一般为5~10min，休息1min。

（5）上述训练方法，也可以改成远近字母表的快速切换练习来改善调节灵活度，训练要求为看清晰近处一个字母后，快速切换看远，看清晰一个字母后，再快速切换看近，重复上述步骤。训练 1min，休息 30s。

五、翻转拍训练

1. 目的 翻转拍的正镜使眼睛放松，负镜片使眼紧张，通过翻转双面镜的正负镜片使眼睛在紧张和放松之间切换，达到训练调节灵活性的目的。

2. 设备 翻转拍，注视视表，遮盖片，镜片（+2.50～−6.00D）（图 9-2-5）。

3. 适应证 调节灵活度下降。

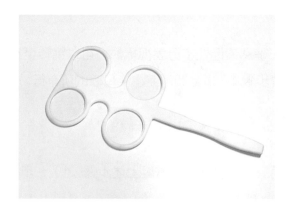

图 9-2-5　翻转拍训练

4. 训练步骤

（1）可以通过翻转拍上放置单眼的遮盖片来实现单眼的训练。

（2）调节视标置于眼前 40cm，先将翻转拍的一组镜片置于眼前，读出视标的字母后，迅速翻转，阅读下一个字母，重复上述训练，一般为 2～3min，休息 1min。

（3）通常训练顺序为先右眼，再左眼，最后双眼。

5. 注意事项

（1）初期翻转动作可能会碰到眼睛或磨损镜片，需要家长或医师的监督。

（2）看清晰并读出正确的字母，方可翻转；发现字母阅读错误、或过于追求速度的现象应当制止。

（3）双眼推进训练过程中，视光师需要观察患者眼位，若出现眼位偏斜，而患者没有主诉破裂成两个视标，则可能存在抑制。

（4）训练初期可能出现视觉拥挤现象，可用引导棒辅助训练。

（5）通过一段时间训练后，可以达到12cpm以上。

（6）双眼训练时，两眼的调节刺激通常是相同的，正镜常使用 +2.00D，负镜常使用 −2.00D。附加球镜度数可根据具体情况调整。

六、红绿偏振图训练

1. **目的**　通过翻转双面镜切换正负镜附加，在不同的集合需求下保持双眼立体视。正镜使眼睛放松，集合需求增加；负镜片使眼紧张，集合需求减少。在不同的集合需求下，锻炼眼睛在紧张和放松之间切换，达到训练调节灵活性的目的。

2. **设备**　翻转拍（或双面镜，±0.50～±2.50D），红绿偏振眼镜，红绿偏振立体图（图9-2-6）。

3. **适应证**　调节灵活度下降，融合功能下降者，或调节功能和集合训练后的综合巩固训练。

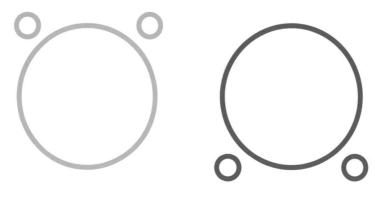

图 9-2-6 红绿偏振图训练

4. 训练步骤

（1）配戴红绿偏振眼镜，红绿偏振立体图放置于眼前 40cm。

（2）不附加双面镜前，嘱咐患者识别立体图，形成单一、清晰、立体的图案，并保持 20s。

（3）附加 ±0.50D 双面镜的一面，嘱咐患者识别为单一、清晰、立体的图案并保持 20s，翻转双面镜，嘱咐患者识别为单一、清晰、立体的图案并保持 20s。逐渐增加双面镜的度数，直至增加至 2.50D。

（4）移动红绿立体图的相对位置，增加集合或散开需求，重复步骤（2）～步骤（3）。

5. 注意事项

（1）通常集合需求不超过 $30^\triangle$，散开需求一般不超过 $15^\triangle$。

（2）训练过程形成立体像是主观感受，如果患者配合较差或完成度较差，则训练效果较差。

七、裂隙尺训练

1. 目的 通过翻转双面镜切换正负镜附加，在不同的集合需求下保持双眼立体视。正镜使眼睛放松，集合需求增加；负镜片使眼紧张，集合需求减少。在不同的集合需求下，锻炼眼睛在紧张和放松之间切换，达到训练调节灵活性的目的。

2. **设备**　翻转拍（或双面镜，±0.50～±2.50D），裂隙尺（图 9-2-7）。

3. **适应证**　调节灵活度下降，融合功能下降者，或调节功能和集合训练后的综合巩固训练。

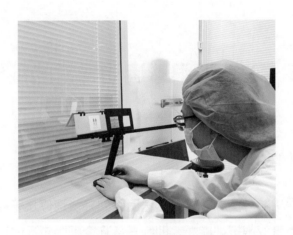

图 9-2-7　裂隙尺训练

4. **训练步骤**

（1）裂隙尺的视标调整为视标 1，并移动挡板至相应位置。

（2）不附加双面镜前，鼻尖顶在滑尺的后顶端，确认通过裂隙恰好只能看到一个视标。嘱咐患者识别立体图，形成单一、清晰、立体的图案，并保持 20s。

（3）附加 ±0.50D 双面镜的一面，嘱咐患者识别为单一、清晰、立体的图案并保持 20s，翻转双面镜，嘱咐患者识别为单一、清晰、立体的图案并保持 20s。逐渐增加双面镜的度数，直至增加至 2.50D。

（4）裂隙尺的视标调整为视标 2，并移动挡板至相应位置。重复步骤2～步骤 3。集合训练需要完成 12 张视标卡（即 30$^\triangle$集合需求），散开训练需要完成 6 张视标卡（即 15$^{\triangle}$散开需求）。

5. 注意事项

（1）通常集合需求不超过 30$^{\triangle}$，散开需求一般不超过 15$^{\triangle}$。

（2）训练过程形成立体像是主观感受，如果患者配合较差或完成度较差，则训练效果较差。

第三节　功能性眼球运动异常的视觉训练

一、扫视功能训练

精确的扫视功能可使患者双眼迅速追踪到并快速停止于视标处。扫视功能训练可提高患者双眼扫视能力，训练多从几个间距较远的视标开始，逐渐过渡到多个紧密相连的视标。精确的扫视运动需要良好的周边视知觉能力。当患者扫视运动能力逐渐提高后可增加对速度的要求。

（一）基础扫视训练

1. 目的　注视训练有助于患者迅速准确地空间定位，提高患者快速、准确、有效地从一事物转移到另一事物的能力。

2. 设备　两条不同颜色的棒子（20cm）、隔板、节拍器。

3. 训练准备

（1）将两个视标放置在眼前 50～60cm 的位置，水平分开 50cm。

（2）手持隔板，位于鼻正前方，将双眼的视野分离。

4. 训练步骤

（1）注视左侧的视标。

（2）稳定注视左侧的视标，试着观看右侧的视标，并判断其位置。

（3）当患者能用周边视力确定视标的位置时，快速转动右眼准确注视右边的视标。

（4）确认能准确地注视右边的视标，然后转到左侧。

（5）双眼有节律地更换注视左右视标，尽量使用节拍器。

（6）当患者能顺利完成上述步骤后，将视标放在垂直位置，重复上述步骤（1）～步骤（5）。

（7）当患者能顺利完成垂直位置的注视后，将视标放在右上方和左下方位置，重复步骤（1）～步骤（5）。

（8）转换成左上方和右下方位置，重复步骤（1）～步骤（5）。

（9）患者在注视视标位置时，需要确保能看到其他事物。

（10）节拍器可以帮助患者保持固定的节律。患者初次训练时频率可以缓慢一些，间隔 5s 左右，逐渐加快速度，尽量不要超过 30 次 /min。

（二）字母/符号扫视训练

1. 目的　该训练有助于提高患者的视觉扫视能力，即提高双眼在一行字中从左边向右边移动的能力。适用于刚开始阅读的患者，也可以用于部分学龄儿童的视觉治疗，如单间混淆、频繁的单词位置不确定，跳字甚至在无意识下跳行。这些患者一般阅读速度较慢，拼写能力差，即使反复练习仍然阅读困难。

2. 设备 视觉训练本如图 9-3-1 所示，注意符号分辨和排序、符号跟踪。有些训练本印刷成红色或绿色，可用于红绿眼镜训练系统，例如，弱视训练、抗抑制训练。配合重复使用训练本的笔或者特殊标记笔。

A B C D E F G H I J K L M N O P Q R S T
U V W X Y Z

uxxr honm dak bz mrr bjg qllufl iix irv.
ze eajm hqv vmkc xbnp oipsg uu yoh nsu
cgc jvyki uuvb qerxf. bakop mmur ond jvo
hwei fvzd tbc dtjp jigl wgtj xfya uz fwr.
ftzx ylaef dqe aob qyhv asqq yur khj xtq
bhx qpy kcra smid. plv hpx soz knx kfxltk
lrcj kwg go vlhqi zqpr ljnp uns jdh rhdo.
mkt xmjr lxey pbrt shc vfcrc jufy vap usut
vlhgt gobk mjme. gbkhu nlbv scy uye loun
vejc eav ndl pqcr dvo bsge sgnz gdam eyw.

图 9-3-1　字母训练本

3. 训练步骤 对于字母训练本可按顺序画圈。每一行都有很多字母，患者在第一行先找到 a，画上圆圈，然后再找出 b，画上圆圈，依次类推，画上 c、d 等。当画完一字母表，需要记录所用的时间。如果患者没有按照顺序画出所要的字母，这样表示错误。重新回到初始位置，按照要求画出圆圈。

4. 训练记录 在记录表上记录所用的时间，这可直接反馈训练进展情况。将训练所用的时间记录在记录本的左侧空白处，直到所用的时间恰好为止。

（三）连续跟踪训练

1. 目的 该训练有助于有节奏地从一注视点转移到下一注视点，有助于改善患者从目前的训练到实际生活中转移注视的能力，也有助于阅读障碍的患者改善阅读时的跟踪困难。

2. 设备 节拍器、连续注视视标（可以在透明、薄的有机玻璃上画出黑线或红线，放置在正常的阅读距离，如图 9-3-2 所示）。

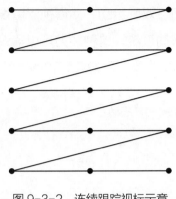

图 9-3-2　连续跟踪视标示意

3. 训练步骤

（1）观察左上方的第一个注视点，尽可能意识到周围的视野。

（2）从左上方的第一个注视点开始转移到第二个注视点，再转移到右上方的注视点，然后直接扫视到左上方的第二个注视点。依次类推，直到最后一个注视点。

（3）尽量提高注视速度和准确性，而准确性更重要。

（4）避免回退（重新回到注视过的视标）。

（5）保持有节奏地从一个注视点转移到下一个注视点。节奏比速度更重要。

（6）确保注视视标清晰，患者还要尽可能意识到周围的视野。

（7）尽量保持每一眼能准确、快速、并直接地从一注视点转移到下一注视点。

4. 训练时间　每次训练 5 遍，每天训练多次。

（四）追 迹 训 练

1. 目的　通过从一注视点转移到另一注视点的直接刺激来训练眼动技

能。要求患者平稳、协调、双眼运动，使得视网膜像能清晰地落在黄斑中心凹，且精确地控制整个眼动系统，这种能力可以通过训练逐渐改善。眼动控制不足的患者往往有视知觉失常、融像问题和阅读困难。

2. 设备 追迹训练册、指示棒。

3. 训练步骤

（1）患者从 A 点随机选择一条轨迹一直画到最后点，如图 9-3-3 所示。

（2）需要记录速度和准确度。

（3）越复杂的图形越需要更多的注意力，这些图形可以多次应用。

（4）初期训练者可以使用一些纤维线或者指示棒，患者最后需要独立完成这些图形。

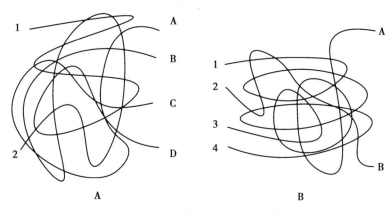

图 9-3-3 追迹训练视标示意

A. 从左侧端点数字 1 或 2 开始，仅移动视线找到与之相对应的另一个端点，并说出字母；
B. 从右侧端点字母 A 或 B 开始，仅移动视线找到与之相对应的另一个端点，并说出数字

4. 训练记录

（1）眼球运动是否平稳？

（2）双眼同时训练时，是否能保持双眼同时工作？

（3）在没有其他物体协助的情况下，是否能完成训练？

（五）Hart chart 扫视训练

1. 目的　提高中度到精细幅度的双眼扫视运动的准确性。

2. 设备　大、小尺寸 Hart chart 如图 9-3-4 所示。

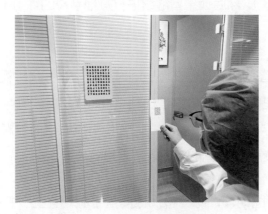

图 9-3-4　Hart chart 扫视训练

3. 训练步骤

（1）准备与训练过程

1）本训练过程中让患者大声读出视标卡上字母的同时医师应监控患者的准确性监控患者扫视识字的准确性。将大尺寸视标卡置于墙上并让患者面对墙壁站立于距墙壁 3m 远处。

2）每一个字母朗读训练：让患者读出每行视标中的单个字母，直至进行到最后一行。反复进行这一训练过程直至患者能够正确并有节律地完成本训练过程。

3）列字母朗读训练：让患者读出每行视标的第一个和最后一个字母直至进行到最后一行。反复进行这一训练过程直至患者能够正确并有节律地完成本训练过程。下一步让患者读出每行的第二个字母和倒数第二个字母。当患者能够正确完成上述训练过程后，可让患者读出第三个字母和倒数第三个字母以使训练更具有挑战性。描述患者的训练表现（扫视运动的准确性，是否出现明显的头部运动，患者对扫视运动、头部运动等的感知，节律和姿势等）。

4）斜行字母阅读：让患者读出对角线或者斜行排列的字母（例如，第一列第一个字母和最后一列最后一个字母，然后第一列第二个字母和最后一列倒数第二个字母）。然后让患者继续进行其他字母的练习（第二列和倒数第二列）。

5）4个视标图同时阅读：在墙上同时放置4张大尺寸视标图（2个在上，2个在下）。让患者按顺时针顺序读出每个视标上的第一个字母，然后是每个视标上的第二个字母，并照此类推。医师也可以以逆时针顺序让患者进行训练或者让患者朗读X形排列的字母让患者进行练习。

6）旋转视标图朗读训练：将视标图置于旋转盘上，打开开关使旋转盘旋转并重复上述训练内容以引入追随注视训练。（注意：本训练过程中，需注意患者可能因注视旋转视标而产生眩晕感）

7）扫视字母条带：将Hart chart视标图剪成条带并将2个条带置于墙上。让患者读出条带上的字母。训练过程中可改变条带的位置、条带数量和字母数量以提高训练难度。

8）本训练过程中可引入平衡训练内容（让患者站在平衡板上，在轨道上行走等），加用计时器，或者让患者在训练中拍手，让患者听到名字应答等方式提高训练难度。

（2）患者指引

1）面对墙上的视标卡站立，距离视标约3m。

2）按照我告诉你的方式读出视标卡上的字母，注意在朗读过程中保持头部固定不动。

3）家庭训练中，患者应每天进行训练并完成朗读视标卡上的全部字母。医师也可让患者根据计时器的节律朗读以提高训练难度。

（3）训练终点：患者保持头部固定不动并能够毫无错误地朗读视标卡上的全部字母。

（六）箭头定位训练

1. 目的 该训练要求指出箭头的方向、位置和定位。通过该训练改善患者对基本空间定位，如上下左右等本体感觉、肌肉运动及口头表达的能力。由于阅读是有节奏的过程，训练时可以要求患者跟着节拍器表达箭头的方向。该训练尤其适用于刚开始学习阅读，或阅读困难的儿童，是目前儿童阅读困难的最基本的训练方式。

2. 设备 白板、节拍器。如图 9-3-5 所示，在白板上随机画出 4 种方向的箭头，或固定带有随机箭头的白纸。

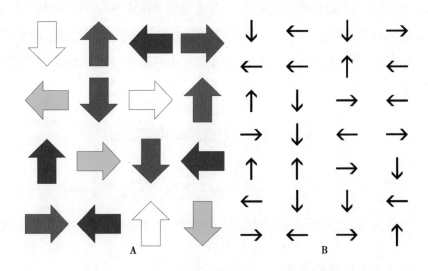

图 9-3-5　箭头定位示意

箭头形状、颜色可以有不同设计，A 和 B 是常见的两种箭头定位示意图

3. 训练步骤 患者面对白板，站立在 1m 远。要求患者从左上方开始逐渐说出箭头的方向。除了口头表达箭头的位置，还要用手臂和手指出箭头的方向。如箭头指向上方，患者在说出"上"的同时，还要将惯用手和手臂垂直向

上举起。当患者能理解该训练，同时能根据上述方法正确指出第一行所有的箭头方向后，开始使用节拍器。初次使用节拍器时，速度先放慢。要求患者跟随节拍器的节奏，口头表达方向，同时用手指出箭头的方向。为避免患者记忆，每完成一次后将指示板翻转。节拍器的速度随着患者的熟练程度而加快。

4. 训练时间　总训练时间约为 5min。

5. 训练记录

（1）节拍器的速度是多少？

（2）每次表达错误的箭头数量是多少？

二、追随功能训练方法

精确的追随功能使患者能够保持稳定注视移动的视标。追随功能训练可提高患者双眼运动追随视标的能力。追随功能训练多从小的、可预测运动方向的、缓慢移动的视标开始，并逐渐过渡到大的、随机快速运动的移动视标。任何视标都可用于本训练，医师在训练过程中应尽可能发挥创造力以提高患者兴趣。

（一）旋转小钉板训练追随功能

1. 目的

（1）提高双眼追随运动的准确性与平滑性，增加患者对眼球运动的感知；

（2）提高追随运动速度；

（3）排除追随注视时的头部运动（双眼能够固视视标）；

（4）用电机支架协助双眼追随运动。

2. 设备　旋转钉板、小棒。

3. 训练步骤

（1）准备与训练过程

1）连接旋转钉板的电源，如图 9-3-6 所示。调整转动电机位置至患者双眼水平。

2）让患者练习将小棒插入到平滑运动的旋转板上的小孔中，注意让患者不要碰到钉板。患者能后完成上述动作后可打开开关让旋转钉板顺时针旋转。

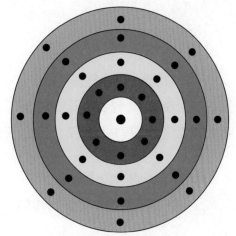

3）让患者在钉板旋转 2 周的时间内将小棒放入指定钉孔，然后让患者将小棒全部拿掉。

图 9-3-6　旋转钉板

4）让患者手持小棒并追踪注视位于中心部位的旋转的小孔，同时在钉板旋转 2 周后让患者将小棒插入钉板上被注视的小孔。鼓励患者在视觉指引下完成这一动作而非机械地把小棒插入小孔（如果患者不能感受视觉指引双眼的过程，可让患者闭上双眼重复上述动作并描述与睁开双眼完成上述动作的不同）。

5）注意在上述过程中给患者头部运动的反馈。有的患者需要额外的反馈以知晓头部运动。医师可将手放在患者头顶或用沙袋提示患者头部运动的情况。

6）当患者把小棒全部插入钉板上的小孔后，让患者一个一个的拿掉小棒，此时钉板应持续旋转。然后设置钉板逆时针旋转并重复上述操作。

7）在训练后期，可提高钉板旋转速度。但应注意此时追随速度仍然缓慢（钉板旋转速度为 0～30° /s，相应追随运动的速度为 0～300° /s）。

8）患者能够精确完成中央位置小孔（精细追随）的追随运动的同时无头部运动时，可尝试选择更周边的小孔（大幅度追随）进行练习。

9）描述并记录患者表现（例如精确度、平滑度、是否伴有头部运动或者身体运动或者姿势等）。

（2）患者指引

1）拿着一个小棒并将其悬在这个小孔上方（向患者指出位于钉板中心位置的一个小孔）。随着小孔旋转 3 周后把小棒插入小孔。注意要让双眼指引手去完成这个过程并保持头部固定不动。

2）（在其他的位于中央部的小孔上重复上述过程，当患者能够精确完成上述任务后可选择更周边的小孔进行练习）。现在我们来试试这个小孔。

3）（当所有小孔都被插入小棒后），现在请一个一个拿掉这些小棒。

（3）训练终点：患者能够完成持续地、平滑的双眼追随运动并不伴随任何头部运动。

（4）其他变更方法

1）指导患者追随特定图形以引入扫视功能训练（如让患者沿绿线每 3 个孔插入 1 个小棒）。

2）可在小孔后加照手电筒帮助患者追随注视以降低训练难度。

3）调整旋转钉板位于不同的水平角度重复训练（水平或者倾斜）并在不同状态下进行重复训练以提高训练难度（患者坐位、站位或者在平衡板上进行训练）。

（二）手电筒追光训练

1. 目的

（1）增加追随运动的准确性和平滑性；

（2）提高追随运动的速度；

（3）在双眼追随运动过程中排除头部运动。

2. 设备　红/绿手电筒。

3. 训练步骤

（1）准备与训练过程

1）患者手持绿色"光环"，医师手持红色"光斑"。

2）医师在距离墙壁1~2m处站立并在墙上移动红色光斑，此时让患者将绿色光环套住红色光斑。

3）在训练开始要以低速、可预测的运动模式进行训练，逐渐提高速度并过渡到随机运动模式进行训练。

4）提示患者头部运动的反馈信息（如口头提醒、将手置于患者头顶或者使用沙包）。

5）描述患者的表现（包括精确度、平滑度、速度、任何头部运动、姿势等）。

（2）患者指引：患者拿着这个手电筒（绿色），医生会在墙上移动这个红点，患者试着用手中的绿色光环套住墙上的红色光斑，注意保持头部固定不动。

（3）训练终点：患者能够持续、平滑地进行双眼追随运动而不伴有头部运动。

（三）Marsden球训练法

1. 目的

（1）提高患者追随运动的准确性和平滑性。

（2）排除双眼追随运动中伴随的头部运动。

2. 设备　Marsden 球（悬挂于天花板）。

3. 训练步骤

（1）准备与训练过程

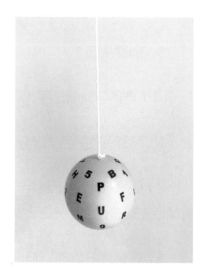

图 9-3-7　Marsden 球

1）如图 9-3-7 所示，让患者站在 Marsden 球前方约 1m 远处，调整绳子长度将球置于患者双眼水平。

2）让患者注视闪光灯上的注视点，并按动按钮产生垂直后像。让患者快速眨眼直到能感知垂直后像。让患者注视 Marsden 球，并保持垂直后像在球中央位置。

3）摆动 Marsden 球，并让患者注视摆动中的球，注意观察患者双眼运动。让患者描述在球运动过程中是否能看到后像，询问患者看到的后像是否位于球中央（准确）还是与球岔开（不准确）。

4）如果患者难于完成这一过程可拿加长指引棒辅助训练，训练时让患者指出球的位置。

5）提示患者头部运动的反馈信息（如口头提醒、将手置于患者头顶或者使用沙包）。

6）描述患者的表现（包括精确度、平滑度、速度 、任何头部运动、姿势等）。

小提示：在医院训练的过程中，年龄较小的患者可躺在地板上练习追随注视以排除身体运动。

（2）患者指引：医生会让这个球在患者前方左右摇摆，请患者用双眼注视小球并保持双眼平滑运动，注意保持头部固定不动。

（3）训练终点：患者能够持续、平滑地进行双眼追随运动而不伴有任何头部运动。

（四）其 他 训 练

随着科技的进步及人工智能技术的推广应用，越来越多的视觉训练仪器应运而生，凭借电脑显示屏及某些控制软件，来实现双眼视觉功能的训练与提升。如电脑辅助自动视觉治疗系统（computer orthoptics liquid crystal automated vision therapy，VTS），电脑知觉治疗（computer perceptual therapy，CPT）、Wayne engineer（图9-3-8）等。其中，前两者功能较为全面，可以训练包括调节、集合、眼球追随及扫视等多项视觉功能，后者侧重于眼球扫视运动、手眼协调等方面的训练。软件参数可调，便于针对不同程度的患者及时调整，灵活方便。

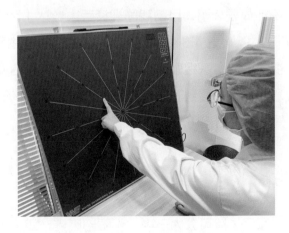

图9-3-8　Wayne engineer

第十章
特殊类型的双眼视觉异常

第一节 视 疲 劳

一、定义

视疲劳（asthenopia）又称为眼疲劳综合征，属于心身医学范畴，即由于各种病因使人眼视物时超过其视觉功能所能承载的负荷，产生视觉障碍、眼部不适或伴有全身症状，以至不能正常进行视觉作业的一组症候群。视疲劳以患者自觉眼部症状为基础，属于眼或者全身器质性因素与精神（心理）因素相互交织的综合征，并非独立的眼病。

戒不掉的电子产品使得眼睛损伤成为了又一个超越了年龄界限的全民"生活习惯病"。统计数据表明，目前我国视疲劳人数达 1.5 亿之多，近视患者达 3 亿，老花眼人数则近 4.3 亿。2020 年，由世界卫生组织（WHO）、国际防盲机构、视力丧失专家组联合参与的《中国眼健康白皮书》发布，来自国家层面的规划既让我们看到了国民眼健康现状严峻的同时，也让我们意识到了国人对眼健康需求的迫切。

二、病因及症状

造成视疲劳的原因一般可分为三类：①眼部因素，如屈光状态、双眼视功能问题；②环境因素，包括外在因素（如在不同环境中的光、声、化学物质刺激等）和内在因素（如全身性疾病、生活节奏等）；③精神（心理）因素，如紧张、忧郁、性格、人际关系等。

1. 眼部因素

（1）屈光不正：未矫正或未给予准确矫正的屈光不正患者，为看清外界目标往往过度或不当使用其调节和聚散，容易出现视疲劳症状。

（2）老视：随着年龄增加，人眼的调节能力会逐渐下降，产生老视现象。老视患者调节幅度偏低，若此时未进行合理的阅读附加，则会导致近距离视物障碍，因此长时间近距离工作、阅读小印刷字体或在较昏暗的环境下阅读时会产生视疲劳症状。

（3）非老视性调节功能异常

1）调节不足：调节不足为非老视性调节功能异常中最常见的类型，约占55%～85%，常见于青、中年患者，可因功能性、屈光性（包括远视、未戴矫正镜的近视、屈光参差等）、眼部或全身疾病等因素导致副交感神经功能异常，导致调节不足。

一般而言，调节幅度若低于相应年龄的范围，调节灵活度功能表现为负镜通过减慢，负相对调节（NRA）正常，但正相对调节（PRA）减低，且调节滞后偏高。对于调节幅度过低者，须给予适量正附加镜，可显著改善症状。若调节幅度和调节灵活度的追加检测提示调节功能递减性改变，须在给予正附加镜的同时进行视觉训练（主要为调节功能训练），以避免对正附加镜的依赖，导致调节功能进一步下降。

2）调节灵活度不足：调节灵活度不足是指对交替变化的调节刺激不能做出快速与精确的调节反应，调节反应的潜伏期和速度异常，表现为调节反应迟钝。此类异常多为功能性障碍，可能由于调节不足所引起。此外，眼局部因素和全身性因素均可诱发调节灵活度不足，如屈光不正、两眼视力不等、隐斜视等。

最常见的临床症状表现为由看近转为看远或由看远转为看近时感到视物

模糊。临床检查可发现患者调节幅度和调节滞后正常，但调节灵活度明显减弱，正负相对调节均低于正常。此类型异常首选治疗方法以调节灵活性训练为主，对于屈光不正者，首先矫正其屈光不正，后续进行调节训练。

3）调节过度：调节过度是指由于调节功能无法放松，调节反应超过调节刺激。由于调节反应过强，增加了睫状肌的负担，则易产生视疲劳。患者的大部分症状与阅读和近距离工作有关，表现为阅读时经常出现复视、跳字、串行、视物模糊和视疲劳等，严重者伴有头痛等全身症状，特别是在紧张的近距离工作之后症状更为明显。

临床中可发现调节过度患者调节幅度正常，调节灵活度正镜通过相对减慢，NRA 低于正常以及调节超前。

（4）非斜视性聚散功能异常

1）集合不足：集合不足是指在视近情况下双眼呈明显的外隐斜视，而在视远时双眼眼位在正常范围。AC/A 低于正常值，集合近点远移（＞10cm）。集合不足是肌性视疲劳的最常见原因。常见症状有阅读和近距离工作时眼部不适、视物模糊、视疲劳、交叉性复视以及头痛等。

集合功能训练是集合不足的首选且有效的治疗方法。部分视觉训练效果不显著者可考虑近距离工作采用 BI 棱镜缓解症状，此方法对于老视且视近时有集合不足者更为适用。

2）集合过度：集合过度是指在视近情况下双眼呈明显的内隐斜视，而在视远时双眼眼位在正常范围内。AC/A 高于正常（＞6$^\triangle$）。它可能是一种习惯性集合过度，也可能由于运动神经系统的影响所致。集合过度合并调节过度的典型情况为未矫正的远视眼，患者为了看清物体的细节而过度调节，导致集合过度。

集合过度者近距离工作困难，表现为短时间近距离工作时，由于内隐斜视增加，而发生视物模糊并伴有视疲劳症状。常见于高度远视眼未经矫正或高度近视眼初戴矫正眼镜者。

集合过度的治疗首先需要消除病因，尽量减少近距离工作时间。屈光不正者需予以矫正，近距离工作时给予适量正附加镜，可显著改善症状。在戴镜缓解症状的同时可进行视觉训练（散开功能训练），虽然散开功能训练不如集合功能训练效果显著，但对于增加负相对集合功能有一定的帮助。

3）散开不足：散开不足是指在视远的情况下双眼呈明显内隐斜视，而在视近时双眼眼位在正常范围内，AC/A 降低（<3$^\triangle$），远距离负相对集合降低。患者主要表现为远距离工作视疲劳、头痛伴同侧性复视。

散开不足的治疗应首先矫正屈光不正。远距离工作时，眼镜附加 BO 棱镜是有效缓解症状的方法。若远距正相对集合足够大，则棱镜可用于全时配戴。在使用远用 BO 棱镜的同时，可进行 BI 棱镜功能训练，以提高远距离负相对集合。

4）散开过度：散开过度是指在视远情况下双眼成明显外隐斜视，而在视近时双眼眼位在正常范围内，AC/A 增高，远距离正相对集合降低。患者主要表现为视远时出现交叉性复视和视疲劳。在眺望远距离目标时，闭一只眼视物会更清晰。

由于病因尚不完全清楚，因此治疗效果不明显。应首先矫正屈光不正，考虑酌量增加远用近视屈光度，或减少远用远视屈光度。由于 AC/A 增高，远用附加负球镜对于矫正远距离外隐斜视效果较好。远距离采用 BO 棱镜训练，也是有效的方法。

5）单纯性外隐斜视：单纯性外隐斜视是指远距离与近距离均表现为外隐斜视，AC/A 值正常，远近距离正相对集合均降低，NRA 降低。对于外隐斜视度数大或融合不足的患者，由于长期过度使用融合储备，可产生肌性视疲劳。表现为在近距离用眼不久后视物模糊、眼痛、头痛；近距离阅读时间过长可发生调节痉挛，伴交叉性复视。

此类型患者治疗应首先矫正屈光不正，并去除可能引起视疲劳的调节因素。遵循近视全矫、远视低矫、散光全矫的治疗原则，可给予适量的负镜附加。

6）单纯性内隐斜视：单纯性内隐斜视是指远距和近距均表现为内隐斜视，AC/A值正常，远、近距离负相对集合均减低，PRA降低。引起内隐斜视的原因为集合过强，主要为神经支配因素引起过强的神经冲动，维持双眼单视的集合兴奋超过实际需要，继而形成内隐斜视。此外也有解剖因素，如内直肌、节制韧带或肌止端位置异常限制了内直肌的松弛。视疲劳是单纯性内隐斜视最常见的症状。患者表现为看近不久即出现视物模糊、头痛症状，视近时常有眼球向鼻侧的被牵拉感，症状加重至融合功能受损时，可出现双眼同侧性复视。

此类型双眼视异常的治疗应首先矫正屈光不正，并去除可能引起视疲劳的调节因素。远视性屈光不正不需完全矫正，可给予适量的正附加镜以缓解症状。采用BI棱镜训练可以提高负相对集合功能。若远、近隐斜视量相近，可考虑给予BO棱镜缓解症状；若远、近隐斜视量不等，则采用值较低者。

7）融像性集合功能降低：融像性集合功能降低表现为远、近眼位正常，调节幅度与调节滞后量正常，而正、负融像性集合低于正常。视疲劳症状常与长时间阅读与近距离工作有关。

治疗方法可采用BI、BO反转棱镜片进行功能训练，以提高双眼正、负集合能力。

8）眼部手术后：各类眼科手术后的早期，如角膜屈光手术、白内障手术、青光眼手术和斜视手术等均可导致不同程度的视疲劳症状，但多为自限性。

9）干眼：视疲劳是干眼患者常见的症状之一，与患者的饮食习惯、生活、阅读环境等因素相关。干眼患者的泪膜破裂时间短，角膜上皮容易受损，暴露其下的角膜神经末梢，加上角膜光滑表面受到影响，导致形觉功能受损，因此常会出现视疲劳症状。

10）高度屈光参差：屈光参差为患者的双眼视网膜成像倍率不等，若这种差异在一定范围内（<5%），可以通过中枢融像机制予以融合代偿，形成双眼单视。当差异超出中枢代偿能力时，则会导致双眼融合困难，引起视疲劳。某些眼病（如睑板腺功能异常、睑缘炎、结膜炎或上睑下垂等）影响视觉功能时，也可能导致视疲劳症状。

2. 环境因素 外界环境对视觉生活的影响是多方面的，例如声、光、温度、生活节奏、昼夜更替等，环境因素导致的视疲劳是诸多因素互相作用、互相影响的结果，通过大脑皮层对调节、眼外肌或精神（心理）上的干扰而诱发眼的疲劳或全身疲劳。

（1）光线与色觉：工作和生活环境中的各种异常光线与色觉刺激、照明不足所致对比度下降、照明过强引起的眩光、光源不稳定发生闪烁以及颜色搭配失调或异常等都可能诱发患者出现视疲劳症状。

（2）注视物与字体：患者长时间注视微小的物体或字体可诱发视疲劳。此外，字体与背景对比度偏低、注视物频繁移动或移动迅速、频繁变换注视物与眼之间的距离也易引发视疲劳。

3. 精神（心理）因素 精神和心理状态及某些全身因素与视疲劳的产生密切相关。精神压力大、神经衰弱或有神经官能症的人更易出现视疲劳，副交感神经与视皮质的高度兴奋也与视疲劳有关。有些患者神经高度紧张、忧郁，实际器质性病变和自身症状不匹配，多数在除眼部症状外尚合并有自主神经不稳定或其他症状，难以通过药物或者矫正眼镜来消除症状。此外，某些特殊时期，如月经期、怀孕期、哺乳期、更年期都可能出现视疲劳症状。

视频一 视疲劳病例的问诊、诊断和治疗过程

三、诊断

视疲劳的症状复杂多样，影响因素众多，因此在诊断过程中，患者的主观症状是视疲劳诊断的重点，但在明确诊断视疲劳和给予治疗之前必须通过各种检查明确引起视疲劳的病因。

1. 问诊　对患者病史进行详细采集，了解患者症状及症状发生、发展情况，询问患者的工作、学习和生活环境等，可为后续进行专项检查提供依据。此外，还需鉴别病因是否源于眼部因素。若为眼部因素，则需通过眼科检查进一步确定病因。否则，需及时转诊进行相应治疗。

2. 眼部常规检查及特殊检查　若视疲劳是眼部因素导致，则一般需进行视力检查（包括远视力、近视力及矫正视力）、眼压、裂隙灯、眼底等常规检查；还需根据患者主诉症状进行屈光状态检查、眼表分析检查、睑板腺功能检查、眼位、眼肌及双眼视功能等检查项目来明确造成视疲劳症状的原因。

3. 常见的视疲劳主观诊断指标　若通过检查确定病因，患者出现以下症状可诊断为视疲劳：①眼部干涩、灼烧感、发痒、胀痛、流泪；②不耐久视、暂时性视物模糊；③头痛、头晕、记忆力减退、失眠。

四、治疗

引起视疲劳的因素是复杂多样的，因此对于视疲劳的治疗也应考虑综合治疗，既需要对症治疗，更需要对因治疗。

视频二　视觉心理病例的问诊、诊断和治疗过程

1. 对因治疗　视疲劳的治疗必须在明确病因的情况下进行。因此，消除病因疗法是治疗视疲劳的关键，常见的病因及治疗措施如下：

（1）矫正屈光不正：对于原配镜不准确或尚未进行屈光矫正的患者，应进行准确的验光配镜。

（2）视觉训练：对于存在各种类型的双眼视功能异常患者，应给予相应的功能训练或眼位矫治。

（3）改善工作或生活环境：对于视频终端综合征引起的视疲劳，则需建议患者改善视频终端设备使用习惯，必要时可暂时停用。

（4）治疗眼部或全身性疾病：对于患有某些眼病者应及时给予相应治疗；对于其他全身因素导致视疲劳的患者，需及时转诊；存在精神心理因素的视疲劳患者，必须先进行相关精神心理治疗和疏导。

2. 对症治疗

（1）药物治疗：由于大部分视疲劳患者是由于调节功能异常所致，因此对于这类患者可应用药物改善调节功能，一些药物能作用于睫状肌，通过增强睫状肌的功能和增加睫状肌的血流量来改善眼的调节功能。此外，睫状肌麻痹药物，例如复方消旋山莨菪碱滴眼液和山莨菪碱滴眼液等，具有明显的外周抗胆碱能作用，能放松痉挛的平滑肌，解除血管（尤其是微血管）痉挛，改善微循环。

干眼是临床中导致视疲劳的另一个重要原因，因此治疗干眼症的药物（如人工泪液）也可在一定程度上缓解视疲劳症状。临床中常见的人工泪液种类为：①玻璃酸钠滴眼液；②羟甲基纤维素钠滴眼液；③右旋糖酐羟丙甲纤维素滴眼液；④聚乙烯醇滴眼液。这些药物可起到缓解眼部干燥、刺激等症状，对缓解视疲劳也有一定帮助。

某些中药也可能起到改善视疲劳的效果，临床中可以尝试使用一些具有养肝明目、补肾益精或补血安神等功效的中药。此外，也可辅助一些其他药物缓解视疲劳症状，例如含有维生素类的滴眼液可营养视神经；含有小牛血去蛋白提取物的滴眼液，能促进角膜上皮细胞代谢和对氧的利用，达到改善眼部组织营养的作用。

（2）非药物治疗：对患者的生活习惯、饮食、生活方式、工作量进行改善，同时进行合理身体锻炼也是缓解视疲劳的有效方式。此外，物理治疗如雾视法、远眺法和眼保健操等，能改善眼周循环，可能会起到一定的辅助作用。

第二节　视频终端综合征

在信息爆炸的时代，随着视频显示终端（visual display terminal，VDT）诸如电脑、iPad、手机等电子产品的普及，长时间使用VDT的人群常常抱怨视疲劳、眼睛干涩、灼痛、流泪、眼红、眼胀、视物模糊、复视等眼部不适，此外伴有头痛、颈肩背及手腕酸痛，甚至恶心、失眠、记忆力减退、食欲下降、便秘、内分泌紊乱等全身症状，这就是视频终端综合征（visual display terminal syndrome，VDTS）。越来越多的患者因为此类问题前来眼科就诊，眼科医师和视光师处理患者视觉和眼健康问题的同时，更要针对病因对患者进行个性化的宣教，通过适当的治疗、有效的行为纠正与环境改变可以很大程度上改善上述症状。本节将重点从屈光、双眼视功能、眼表健康、人体工程学这四个主要方面重点介绍电脑使用相关的VDTS的症状及防治。

一、定义

视频显示终端简称视频终端，包括计算机（含笔记本、平板电脑等）、手机、电视机和带显示屏的游戏机等。

视频终端综合征（visual display terminal syndrome，VDTS）是指长时间操作并注视视频终端引起的以视觉疲劳、眼表干燥、眼部感觉异常、视物模糊、复视、眼球及眼周胀痛等眼部症状为主，包含一种或多种相关全身症状的一组症候群。这些全身症状包括头颈肩、腰背、上肢、手腕等部位的肌肉骨骼及关节不适（麻木、感觉异常、震颤、压痛或酸痛等），神经衰弱（头痛、头晕、嗜睡、额头压迫感、恶心、失眠、噩梦、理解力下降、记忆力减退和脱发等），食欲减退、便秘、抵抗力下降以及内分泌异常等。其中，与电脑相关的 VDTS 也称为计算机视觉综合征（computer vision syndrome，CVS）。

二、流行病学

VDT（包括电脑、智能手机等）的日益普及和广泛使用是产生 VDTS 流行的重要社会基础。一项调查指出，美国家庭电脑普及率达到 50% 以上，约 75% 的工作岗位离不开电脑。美国每年有 1 500 万人因为电脑过度使用而寻求眼保健，用于诊治 VDTS 的花费高达 20 亿美元。在我国，有报道称，截至 2014 年底，我国网民规模到达了 6.49 亿且这一数字仍在持续增加。此外，数字化办公使得职业相关的 VDT 暴露日益增多，计算机辅助教学方式普及使得学生对电脑等 VDT 设备的使用率不断攀升，平板电脑、笔记本电脑、智能手机、智能电视等 VDT 使用率都较十年前大幅提高。

长时间连续使用 VDT 是导致 VDTS 的重要原因。目前对 VDTS 的诊断尚无统一标准，对于"长时间"的分界点在不同研究中也不尽相同。一项关于 7 000 万电脑使用者的研究发现，平均每天电脑工作 3h 以上的人群中有 90% 出现了 CVS 相关症状。另有研究指出，每天使用 VDT 工作在 6~9h 的人群中有 75% 存在视觉问题，这在进行其他近距离工作人群中发生率仅为 50%。在青少年儿童中，有研究报道出现 VDT 相关视疲劳症状的日均 VDT 操作时间为 4.75h（3~6.5h）。可以明确的是，VDTS 相关症状的严重程度与 VDT 连续使用时间成正相关，连续使用 VDT 的时间越长，VDTS 相关症状就越严重。2013 年一项研究对珠海市 3 所高校进行分层随机抽样共纳入 1 218 名在校本科生，发现他们的 VDT 日均暴露时间为 3.72h，且随着年级的增长 VDT 暴露时间延长，相应的眼部症状（眼干、眼痛、畏光、流泪、眼部异物感、视物模糊、重影、用眼不能持久等）随之加重。在一项针对计算机使用者的研究中，受访者的身体机能失调及抑郁、强迫症等心理症状随着电脑使用年限增加而加重，尤其是每周在电脑前工作超过 30h 和使用电脑时间在 10 年以上的人群。

职业相关的 VDT 暴露导致 VDTS 的问题日趋严重。2005 年一项关于 1 382 例海洋石油渤海地区 VDT 作业人员的调查显示，VDT 相关的视疲劳症状发生率高达 69.1%，其中每天 VDT 工作 8h 以上组较 2~4h、4~8h 组更易出现视疲劳。对于医疗卫生工作者，职业相关的 VDT 暴露造成 VDTS 发生率依然不低。2012 年湖北随州一项针对 1 680 名二级医院在册医护人员的 VDTS 调查显示，医务人员 VDTS 患病率为 16.4%（276 人），其中 75.7% 确诊病例存在各种不适主诉，而 87.7% 表示从未接受过眼表功能检查。

VDTS 逐渐呈低龄化发展趋势。超长时间使用 VDT 这一现象在青少年儿童身上更加普遍。多数青少年儿童使用平板电脑、手机、电脑等 VDT 的自制力较差，甚至对网络、电子游戏成瘾，常常持续目不转睛地注视电子屏幕，看视频或玩电子游戏直到精疲力尽才停止，这种不良的使用方式导致他们更容易出现 VDTS 相关视觉问题和干眼症状。另外，儿童在使用专为成人设计的台式电脑桌时存在一些人体工程学问题，他们往往需要比成年人看得稍高一点，长时间保持这种不良姿势会引起颈背部不适等问题。

三、发病机制

VDT 的发病机制可以归纳为以下三个方面：屈光与调节、集合机制；眼表机制；眼外机制。

1. 屈光与调节、集合机制 长时间地注视 VDT 可以造成角膜的屈光改变，这可能与眼睑对角膜的压力作用有关。有研究报道，在使用电脑 60min 进行网页浏览和阅读电子邮件后，角膜的低阶和高阶像差均会发生改变，但与进行相同时间的纸质书籍阅读和显微镜细胞计数相比，角膜受眼睑作用力影响发生的形态变化范围更小、位置更靠周边。长时间 VDT 操作引发的角膜屈光改变是否与 VDTS 相关需要更进一步的大样本的研究。

VDT 的不当使用会影响眼部调节和集合功能。与其他近距离工作一样，在使用 VDT 时，人眼会动用并保持一定的调节和相应的集合以获得清晰、持久的双眼单一视。VDT 的阅读距离过近和连续使用时间过长会造成调节和集合的疲劳，引起调节幅度下降、调节灵活度降低、外隐斜视增大、融像性聚散异常，进而出现视疲劳、近距离视物不持久、视物模糊、复视等症状。有研究指出，在进行 VDT 阅读时比距离相当的纸质阅读存在 0.33D 的调节滞后。此外，与其他纸质媒介不同，VDT 具有一定的屏幕亮度和刷新频率，甚至屏幕的反光和眩光都会对调节和集合产生不同程度的影响。

另外，VDT 的长时间使用会导致轻度近视改变。VDT 是否直接对近视的发生发展产生影响尚缺乏足够的证据，需要进行前瞻性随机对照研究。长时间近距离工作本身会加重调节负荷，引发调节痉挛，造成暂时性的近视改变，这在短时间内可以通过远眺休息恢复。然而，长期 VDT 过度使用引发的持续调节痉挛是否会造成近视进展尚不清楚。

2. 眼表机制 瞬目频率减少是 VDT 使用者出现眼干症状的重要原因。正常人瞬目频率为每分钟 10～15 次，平均每 4～6s 进行一次瞬目，使得泪液重新均匀涂布在角膜表面，维持泪膜的稳定。而在 VDT 使用时瞬目频率显著降低，有报道指出可下降 60%，相当于 10～15s 才瞬目一次。多数人在这种瞬目频率下无法保障泪膜的完整性，泪膜稳定性下降，进而引发眼干、刺痛感、灼烧感等不适。

眼表暴露面积增加是某些 VDT 使用者出现眼干症状的另一个原因。有研究指出，人眼在仰视的时候眼表暴露面积显著高于平视，俯视时的眼表暴露面积最小。眼表暴露面积越大，泪液蒸发越快，因此可以解释仰卧位使用手机等 VDT 设备时更容易出现眼干症状。不合理的电脑桌椅高度增大了 VDT 使用者的仰视角，一定程度上促进了 VDT 相关干眼症状的发生。

此外，研究指出，角膜接触镜在眼表摩擦时会破坏泪膜的稳定性，影响睑板腺数量和功能，会加重 VDT 使用相关干眼症状；因 VDT 相关干眼症状前往眼科就诊的患者中女性多见，且绝经期后妇女居多，提示 VDT 使用者干眼的程度可能与性别和激素水平有关。

3. 眼外机制　显示的品质包括显示器分辨率、对比度和刷新频率以及信息显示的格式等一定程度上影响 VDTS 的视觉症状。研究表明，随着显示器分辨率的降低，人眼的搜寻反应时间和固视持续时间增加，进而会加重视疲劳症状。某些 VDT 屏幕画面中可能出现一些点状物即光尘现象，使用者必须动用更多的调节，也会加深视疲劳感。此外，与纸质印刷读物不同，使用电脑等 VDT 设备进行电子阅读时，文字和背景的对比度降低，这一定程度上也会诱发视疲劳。显示器的刷新频率是指每秒钟整张屏幕重新绘制的次数（单位：Hz）。当显示器刷新频率降低到一定程度时，屏幕上的字符可能出现闪烁。这种闪烁可刺激额外的调节进而引发视疲劳，部分使用者还会出现头痛、心烦等症状。人眼刚好能捕捉到图像闪烁的刷新频率称为临界融合频率，多数研究表明人眼的临界融合频率为 30～50Hz。虽然不同人对于闪烁的感知阈可能存在差异，部分使用者也可能适应了显示器的闪烁，但低刷新频率造成的图像闪烁对视觉健康的影响是客观存在的。信息显示的格式对 VDTS 也有一定影响。有研究指出，字符中同时包含大小写比全部大写更容易让人理解，字间距和段间距改变也影响信息显示质量，这些都会影响眼球扫视运动和固视时间，进而影响视觉症状程度。

人体工程学相关问题也是不容忽视的因素。在 VDTS 患者中，人体工程学相关症状的发生频率仅次于眼部症状。国外一项研究指出，VDTS 人群中出现频率最高的不适表现是眼部症状（72.1%），其后依次是颈肩部（59.3%）、背部（30.0%）和手臂（13.9%）的肌肉骨骼酸痛。在电脑工作时涉及大量人体工程学相关因素，屏幕、键盘和座椅位置的高低、距离远近如果没有达到很好的匹配，很容易形成不良坐姿，头部前倾角过大会造成颈背部疼痛、腰背部无支撑会造成腰背肌肉酸痛、座高太高或太低会造成下肢悬空或受压等。高重复性的动作是人体工程学问题的另一重要风险因素。在长时间点击鼠标或敲击键盘时高速、重复的手指、手腕和上肢动作和 CVS 症状程度关系密切。丹麦一项大规模队列研究显示，每增加 10h 高重复性动作，腕管综合征症状就会显著加重。

照明条件和屏幕反光也是影响 VDTS 视觉症状的重要因素。直接照明不良或过强、眩光、屏幕反光等都可加重视疲劳程度。光线不足时，瞳孔扩大，这会增加人眼的像差，影响视觉质量并诱发视疲劳。背景照明过强时容易产生眩光，在电脑工作时来自室外、头顶灯以及台灯等过强的光线都是眩光产生的可能原因。研究指出，显示器和背景之间照度差异应不超过 3 : 1，可减少视疲劳的发生。此外，有报道指出 VDT 屏幕反光会造成使用者分心和诱发视疲劳。

VDT 相关的蓝光和辐射问题有待进一步研究。蓝光中的短波长部分（440～470nm）属于有害蓝光，可能与干眼、黄斑病变有关。而质量合格的 VDT 屏幕发出的蓝光相较于自然环境中的蓝光要弱得多，缺乏与 VDTS 相关的有力证据，但长时间暴露带来的潜在危害尚不明确。此外，VDT 存在微弱的 X 线辐射，其对眼健康和视疲劳的影响缺乏证据支持，有研究指出屏蔽 VDT 电场环境并不能显著改善使用者的视疲劳症状。

其他环境因素如温度、湿度、粉尘等可能与 VDTS 相关眼表症状相关。VDT 使用者多在空调环境，环境湿度低，更易出现 VDT 相关干眼症状。

四、临床表现

【症状】患者常主诉与近距离工作相关的症状，其中多数与电脑等 VDT 使用相关。主要的眼部症状包括视疲劳、视物模糊、复视、屏幕文字飘动感、眼胀、眼周牵拉感、眼睛干涩、灼烧感、流泪、眼红等。其他全身症状包括头颈肩、腰背、上肢、手腕等部位的肌肉骨骼及关节不适（麻木、感觉异常、震颤、压痛或酸痛等）、神经衰弱（头痛、头晕、嗜睡、额头压迫感、恶心、失眠、噩梦、注意力不集中、理解力下降、记忆力减退和脱发等），食欲减退、便秘、抵抗力下降以及内分泌异常。

【体征】

1. **屈光不正**　VDTS 多数伴随屈光不正。研究指出，相比于正视眼，屈光不正眼在 VDT 暴露下更容易出现视疲劳等症状，故应该重视屈光检查。

老视患者的症状可能与双眼视异常或眼镜不合适有关，应注意患者的屈光矫正方式（双焦点或单焦点）及其眼镜处方。

2. **调节和眼位异常**　VDTS 患者常存在调节问题，包括调节幅度下降（调节近点后退）、调节灵活度下降、调节反应时间延长、调节不持久等。如果存在调节过度问题，单眼调节灵活度（MAF）和双眼调节灵活度（BAF）检查均出现正片通过困难，负相对调节降低；如果存在调节不足问题，MAF 和 BAF 检查均出现负片通过困难，正相对调节降低，调节幅度下降，集合近点检查中附加正镜可能有提高。

多数 VDTS 患者在近距离存在显著隐斜视，但明确属于哪一种类型的眼位问题还需要结合远近隐斜视量相对大小及 AC/A 检查。

3. **近距离正融像性集合下降（集合不足）**　VDTS 患者普遍存在近距离正融像性聚散下降（集合不足），包括梯度性聚散（step vergence）、平滑性聚散（smooth vergence）和聚散灵敏度（fusional facility）均显著下降，同时存在集合近点后退。

此外一些其他检查包括负相对调节（NRA）降低，双眼调节灵活度（BAF）正片一侧通过困难，MEM 视网膜检影检查调节滞后量降低等，也能间接反映正融像性聚散下降。在相对调节和双眼调节灵活度检查时，VDTS 一个重要特征是检查终点都是报告模糊而非复视，这和被检者在动用调节性集合代偿正融像性聚散不足有关。

五、鉴别诊断

VDTS 的鉴别要点是结合 VDT 使用等相关病史，VDTS 患者通常无其他特殊病史。

1. 在考虑与其他系统性疾病鉴别时，需要注意 VDTS 多为持续存在的慢性主诉，而其他严重全身系统性疾病相关的视觉症状多为急性发作。

2. 某些眼部炎症如睑缘炎和睑板腺炎也可导致近距离工作后视物模糊，通常通过裂隙灯进行眼表检查即可鉴别。

3. 某些药物的使用也会出现 VDTS 的部分视觉症状，如氯雷他定（开瑞坦）的使用可影响调节功能，但 VDTS 相关症状通常不是简单与服药相关，结合病史容易鉴别。

4. VDTS 与其他调节及双眼视功能障碍包括单纯性隐斜视（内隐斜视，外隐斜视，和 / 或上隐斜视），集合不足和各种调节异常（例如调节灵活度不足，调节不准确或调节不足）相鉴别时，需要结合病史分析病因，同时参考是否存在 VDT 使用相关的其他全身症状。

六、临床检查流程

1. **病史采集**　除了采集视功能和眼表健康相关病史之外，推荐使用标准问卷（电脑使用问卷）调查其他全身症状以及 VDT 使用习惯、人体工程学和使用环境问题等。问卷可以做成电子版的，让患者提前在家中或办公室里等 VDT 使用的真实场景进行填写，这可以避免回忆偏倚，同时也方便患者进行某些指标的测量。如患者在检查前没有完成问卷，也可选择在检查期间进行必要的提问，必要时可让患者现场演示 VDT 习惯使用的距离和坐姿等。

在评估 VDT 使用习惯时，重点询问 VDT 使用年限、每天使用 VDT 总时长和连续使用时间以及否有休息间隙和休息时长等。

在评估人体工程学问题时，需要询问 VDT 工作距离、显示屏位置及高度、坐姿、显示品质（亮度、对比度、图像闪烁、字体大小及间距等）、照明条件等详细信息。

此外，还要关注患者使用 VDT 环境的湿度、温度及空调使用情况等环境相关问题。

除了 VDT 使用相关职业人员以外，儿童和老年退休人员也是活跃的 VDT 使用者。此外，随着智能手机日益普及，在网络视频、直播等新潮流的影响下，普通的务工族也开始成为 VDT 使用大军的一员，在门诊时应引起充分关注。

2. 裂隙灯检查　裂隙灯重点检查患者的眼表情况，必要时进行角膜荧光染色评估泪膜破裂时间（BUT）和观察角膜上皮点染情况。有条件的单位也可结合眼表分析仪进行睑板腺功能等更加全面的眼表健康评估。

3. 一般屈光、调节及双眼视功能检查　首先进行一般屈光检查，结合电脑验光、检影和主观验光结果，必要时结合睫状肌麻痹验光获取准确的屈光结果。准确的屈光结果是后续进行调节及双眼视检查的必要基础。

在进行调节和某些双眼视功能检查时，需要考虑到 VDTS 患者使用 VDT 的特殊距离和照明条件，在患者习惯使用 VDT 的距离和照明条件下重复检查。

调节功能评估包括调节反应（MEM 视网膜检影）、调节灵活度、相对调节和调节幅度检查。在用 MEM 视网膜检影法检查调节反应时，可结合患者 VDT 工作距离使用与患者习惯的屏幕字体大小相当的视标进行检查。这样做的另一个好处是能让患者更加认可由此得出的近用眼镜处方，因为更接近真实 VDT 使用场景。MEM 视网膜检影、双眼调节灵活度和相对调节的检查由于在双眼同时视下进行，其结果也能间接反应融像性聚散的问题。MEM 检查调节滞后量降低提示患者在使用调节增加调节性集合以代偿正融像性聚散的降低。负相对调节降低和双眼调节灵活度正片一侧通过困难可反应正融像性聚散不足，患者只能动用更多调节以增加调节性集合来代偿，这和调节放松能力下降可以通过以下方法来鉴别。在负相对调节患者首次报告模糊时，遮盖一眼，如果模糊持续存在，则是调节的问题；如果遮盖后视标变清楚，则是正融像性聚散不足的问题。在进行调节灵活度检查时，单眼调节灵活度正常而双眼调节灵活度正片通过困难则提示正融像性聚散能力降低，而单眼调节灵活度异常则反应调节问题。

其他双眼视功能相关的检查包括远近隐斜视量、AC/A（梯度性和计算性）、融像性聚散范围（平滑性、梯度性聚散）和聚散灵敏度检查、集合近点检查等。

七、治疗策略

对于 VDTS 视觉相关症状的处理，一般双眼视异常的处理策略仍然适用，包括屈光矫正、近用附加、视觉训练、棱镜等。此外，VDTS 还涉及眼表健康和人体工程学问题的处理。虽然目前没有研究给出 VDTS 或 CVS 治疗的总体疗效数据，但是只要明确 VDTS 的病因并针对性地进行治疗和处理，多数情况下相关症状都能得到改善。

1. 屈光矫正　某些未矫正或矫正不足的屈光不正如远视和少量散光等可通过刺激人眼动用额外的调节引发视疲劳。屈光参差和某些特殊类型的散光如逆规散光和斜轴散光更容易出现视疲劳。研究也表明，未经矫正的屈光不正患者在进行 VDT 操作时更容易出现视觉症状。因此，在处理 VDT 相关的视觉问题时，首要的一步是进行科学的屈光矫正，这将缓解很大一部分 VDTS 患者的视觉症状。

2. 近用附加　近用附加正镜对于缓解 VDTS 视觉症状起到非常重要的作用，尤其对于近距离有明显内隐斜视伴高 AC/A（如集合过度）的患者。此外，对于老视前出现的各类调节问题（如调节不足和调节不持久）相关的 VDTS 视觉问题，也经常需要用近用附加正镜处理。然而，对于调节过度和调节灵活度下降的患者，由于调节放松困难或不灵活，近用附加的结果不如视觉训练好。

在考虑近用附加的镜片设计类型时，应注意电脑工作多属于中距离（50~75cm）视觉任务，传统满足远近距离视觉任务需要的双焦点设计和渐进设计可能不太适用。此外，经典的平顶双焦点眼镜的子片高度位于下睑缘的位置或者更低一些，患者在戴着这种眼镜看电脑屏幕时需要上抬下颌才能用到近用光学区，长时间保持这种头部姿势会引起颈背部疼痛，最终降低工作效率。因此，应选择设计用于中近距离的双焦点眼镜或特殊的渐进设计眼镜，并推荐使用渐进带始于瞳孔中心的渐进眼镜，只要附加的度数不高于+1.50D，多数患者都可以戴着渐进眼镜在看电脑的时候采取合适头位减少颈部负荷。

对于绝对老视，为避免近用区太低不容易使用的问题出现，一般选择较窄的渐进带，且远近光学区度数的选择也要参考中近距离进行设计，远用区中等度数用于看电脑，近用区合适的近用度数用于普通纸质阅读。例如一位绝对老视患者，远用验光度数为平光，近附加为 +2.50D，可以选择用于中近距离的处方（如远用区 +1.25D，近附加 1.25D），近用区包含全部近用需要的屈光度，远用区屈光度适当正附加以便患者聚焦在电脑屏幕上。

此外，考虑是否需要特殊近用设计时还要参考患者电脑工作时间和生活需要。多数每天电脑工作小于 1～2h 的 VDT 使用者，通常认为定制用于VDT 工作使用的特殊设计眼镜性价比不高。此时一个较为经济的选择是 PC Peekerb，即设计安置在框架眼镜后面用于电脑工作时的近用附加。

3. 视觉训练　在处理 VDTS 相关的隐斜视问题、调节问题或融像性聚散等问题时，视觉训练通常发挥重要作用。

4. 棱镜　棱镜处方对于存在如内隐斜视和垂直隐斜视等不容易通过训练改善眼位异常的患者比较适用。

5. 眼表健康　VDTS 也可存在某些影响视力的眼健康问题，并可与双眼视相关的问题同时存在。VDT 相关干眼患者睑板腺功能障碍和泪膜稳定性下降会出现视力波动、视物模糊等视觉症状，相对应的治疗包括热敷，睑板腺按摩，人工泪液和其他改善泪液质量的眼药水（环孢素等），必要时联合泪小点栓塞等。此外，眼睑和睫毛的健康问题也应引起重视，否则会加重VDTS 干眼症状，对于睑缘炎和睫毛螨虫要及时用药和祛螨治疗。

6. 人体工程学　多数情况下，一些看似和视功能或眼健康问题相关的症状实际上是人体工程学问题带来的。对许多 VDTS 患者而言，要彻底治疗

VDTS 必须解决人体工程学相关问题，包括改变照明条件，调整工作距离，纠正不良坐姿，提高显示品质以及增加休息间隙等。

（1）改变照明条件：对于来自室外较强的光线引发的眩光，只需使用窗帘或百叶窗等遮光设施即可消除。室内眩光主要来源于过强的照明条件，包括头顶灯和台灯。通常电脑工作时只需达到目前多数办公室一半照明水平即可，可以换用更低亮度的灯泡或减少灯泡使用数量，从而适当降低电脑工作时的室内照明，减少直接眩光和来自墙面和玻璃等各种反光表面的眩光。此外，尽量选择可调节亮度或带有可拆卸遮光罩的台灯，调节光线使其柔和、均匀地投射在工作区域。同时，应留意显示器摆放的位置，避免窗户和头顶灯直接投射在屏幕上产生眩光。

（2）调整工作距离：电脑工作时人眼和显示器屏幕最佳的距离是50～70cm，并使屏幕中心在人眼水平下方约10～12cm，屏幕中心和人眼的连线与人眼水平视线呈15°～20°。大多数人使用电脑工作时稍向下看更舒适，同时可以减少眼表暴露面积避免泪液蒸发过快。这个距离下多数人不需要伸长脖子，以减少对颈椎的伤害。

在使用电脑进行纸质文案数据录入等工作时，需要注意文件与人眼的距离和角度也应该合适。不宜直接将文件放在键盘或桌面上也不该让其高于显示器顶部，可以考虑放在一个文件架上使得文件尽可能靠近屏幕并与屏幕保持同一高度，这样做可以减少不必要的头部运动和眼球转动及不断变焦，减少长时间工作时颈部和眼部肌肉的疲劳。

（3）纠正不良坐姿：长时间电脑工作需要选择合适的坐姿，减少不良坐姿带来的颈肩、手臂、腕部、腰背、臀部、腿部等肌肉和关节不适。尽量选择高度可调的椅子，调节至合理的高度使得使用者能够使双腿平稳落在地板上，既不悬空也无挤压感。此外，尽量选择柔软舒适的坐垫，取合适的坐位尽可能增大与坐垫的接触面积同时要使背部有靠背的支持。如果椅子带有扶手并可调节，应该调整扶手使其能够有效支撑手臂，减少长时间保持手臂高度带来的酸痛。有条件的话可以选择边缘加厚并有一定坡度的键盘，这种充分考虑人机交互的键盘可以保护使用者的手腕关节，减少不合理的腕部弯曲带来的不适。

（4）提高显示品质：将屏幕亮度、对比度、刷新频率、分辨率调到最佳设置，并适当调节字体大小及字间距等，尽可能提高显示的品质，可减少显示相关的视疲劳问题。根据视频电子标准协会的建议，显示器刷新速率需提高到 75Hz 或以上以保证图像闪烁降至最低。

（5）增加休息间隙：研究显示，适当增加休息间隙是 VDTS 患病的保护因素。但目前尚未有研究提出明确的推荐休息时长和次数。有学者提出"20-20-20 原则"，即近距离工作 20min 后，远眺 20 英尺（6m）以外至少 20s。这个原则同样适用于长时间 VDT 工作者。远眺可以恢复短时间内近距离 VDT 工作带来的调节改变，另一方面减少了连续 VDT 使用时间。

（6）其他：选择特殊的镀膜也可以提高 VDT 操作时的舒适度，如减反射（AR）膜等。如果不可避免在高亮度环境下工作，可考虑在电脑屏幕表面使用减反射膜或在眼镜上进行镀膜，以减少出现各类眩光或反光。一般多数眼镜片本身自带抗紫外（UV）膜，然而电脑工作时没有必要进行额外紫外线防护，因为一般电脑显示器几乎没有紫外线辐射。防蓝光镜片对于电脑工作者的保护作用尚不明确，如果确实存在蓝光担忧的长时间 VDT 工作者可以考虑这种镜片。

由于目前显示器多为彩色显示，通常认为镜片染色没有明显的用处，多为美观考虑。然而，有研究通过安慰剂对照发现彩色滤光片能显著改善 VDTS 患者眼部刺激和灼烧感，流泪或溢泪，干眼以及视疲劳症状。镜片染色可以作为某些对光线敏感患者的保留方案。

八、典型病例

病例 10-2-1　近用附加和特殊镜片设计

【病史】孙某，女，30 岁，白领，主诉在电脑连续工作约 4h 后出现视疲劳和视物模糊。这些问题自她调换到需要更多时间进行电脑工作的岗位后开始出现。之前从未接受过眼科或视光检查。无其他病史。有时因换季时过敏会服用氯雷他定。

【电脑使用问卷】患者报告经常出现近距离视物模糊和头痛，症状均为中等程度。每天在电脑前工作时间约 7h，中间有规律的休息。眼睛距离键盘的工作距离为 40cm，距离电脑屏幕为 60cm。办公室采用日光灯照明，亮度中等。

【眼科检查】双眼眼前节和眼后节（－），眼睑和睫毛（－），瞳孔（－），共同性斜视（＋），色觉（－），BUT（－）。

【视光检查】

远距离裸眼视力	OD：1.0；OS：1.0
近距离裸眼视力	OD：1.0；OS：1.0
集合近点	调节视标：2.5～5cm
	笔灯：2.5～5cm
远距离遮盖试验	ORTHO
近距离遮盖试验	4$^\triangle$内隐斜视
主观验光	OD：plano=1.0；OS：plano=1.0
远距离水平隐斜视	ORTHO
远距离 BI 棱镜	X/7/4
远距离 BO 棱镜	14/21/15
近距离水平隐斜视	5$^\triangle$内隐斜视
加 －1.00D	12$^\triangle$内隐斜视
梯度性 AC/A	7：1
计算性 AC/A	8：1
近距离 BI 棱镜	X/8/1
近距离 BO 棱镜	11/25/18

NRA	+2.50D
PRA	−1.75D 出现复视
调节幅度（推近法）	OD：15D；OS：15D
单眼调节灵活度	OD：12CPM；OS：12CPM
双眼调节灵活度	−2.00D 一侧出现复视
MEM	双眼均为 +1.50D

【病例分析】根据近距离少量内隐斜视，处理该病例的最佳方法是分析负融像性聚散组的数据，尤其是在没有明显眼健康问题的情况下。患者的负融像性聚散直接和间接检查结果都不正常。直接检查结果中，近距离负融像性聚散范围中度降低。在间接检查的结果中，PRA、双眼调节灵活度和 MEM 视网膜检影也提示内隐斜视或低负融像性聚散问题。远距离眼位正常和高计算性和梯度性 AC/A 比率都提示诊断为集合过度伴正常张力性聚散。

【处理】因为患者没有屈光不正，最开始的处理是给予近用附加透镜。为确定附加正透镜的度数，需要考虑 AC/A 值，NRA/PRA 的相互关系，融像性聚散和 MEM 视网膜检影的检查结果。在本病例中，NRA 和 PRA 的相互关系提示近附加大约需要 +1.00D，MEM 的结果也提示同样的结果。计算性 AC/A 提示 +1.00D 近附加可以减少近距离隐斜视到 2$^\triangle$ 多一点的外隐斜视。最后眼镜处方为双眼远用平光，近附加为 +1.00D 用于近距离工作的渐进双焦点眼镜。

病例 10-2-2　棱镜

【病史】丁某，女，24 岁，室内设计师，主诉使用电脑工作一段时间后抬头看客户出现暂时性复视。她从高中起发现这个问题（至今已持续至少 7 年），从未接受过任何治疗。无其他病史和用药史。

【电脑使用问卷】患者报告频繁发生复视。每天使用电脑 2～3h，中途有规律的休息。眼睛距键盘的工作距离约为 40cm，距离电脑屏幕约为 60cm。工作环境照明多变，因为她的工作地点不固定，需要经常去不同客户家进行设计工作。

【眼科检查】双眼眼前节和眼后节（－），眼睑和睫毛（－），瞳孔（－），共同性斜视（＋），色觉（－），BUT（－）。

【视光检查】

瞳距	58mm
远距离裸眼视力	OD：1.0；OS：1.0
近距离裸眼视力	OD：1.0；OS：1.0
集合近点	调节视标：2.5～5cm
	笔灯：2.5～5cm
远距离遮盖试验	$7^\triangle$内隐斜视
近距离遮盖试验	$6^\triangle$内隐斜视
主观验光	OD：+0.25DS=1.0；OS：+0.25DS=1.0
散瞳验光	OD：+0.50DS=1.0；OS：+0.50DS=1.0
远距离水平隐斜视	$7^\triangle$内隐斜视
远距离 BI 棱镜	复视；需要$5^\triangle$BO 棱镜才能融像
远距离 BO 棱镜	复视；需要$5^\triangle$BO 棱镜才能融像，破裂点为$26^\triangle$BO，恢复点为$18^\triangle$BO
近距离水平隐斜视	$6^\triangle$内隐斜视
加 −1.00D	$10^\triangle$内隐斜视
梯度性 AC/A	6：1
计算性 AC/A	5：1
近距离 BI 棱镜	X/8/−1
近距离 BO 棱镜	X/23/18
NRA	+2.50D
PRA	−1.25D
调节幅度（推近法）	OD：12D；OS：12D

单眼调节灵活度	OD：10CPM；OS：10CPM
双眼调节灵活度	−2.00D 一侧出现间歇性复视
MEM	双眼均为 +0.50D
注视视差（美国视光学矢量图画片）	远距离 4△BO 相联性隐斜视

【病例分析】因为没有相关的眼部健康问题，该病例中数据分析的切入点是远近距离中等大小的内隐斜视。远近距离的负融像性聚散结果轻度降低，远距离 BI 检查出现复视。根据远近距离等量的内隐斜视，负融像性聚散降低，AC/A 正常，诊断为单纯性内隐斜视。

【处理】本例矫正远距离屈光不正对隐斜视的影响不大，因为矫正这种少量的远视显然对斜视角的影响很小。由于最佳屈光矫正价值不大，该患者必须考虑棱镜或视觉训练治疗。考虑之后，患者表示没有充足的时间进行视觉训练。因此，根据注视视差结果，给予患者全部 4△BO 棱镜处方。最终处方是：右眼 +0.25D/2△BO；左眼 +0.25D/2△BO。

病人戴镜 4 周后复查，报告症状完全缓解，所以无需进一步治疗。戴镜 2 年后，患者决定进行视觉训练。

病例 10-2-3　视觉训练

【病史】章某，36 岁，经纪人。主诉使用电脑工作 2h 后出现视疲劳和视物模糊。症状持续多年，曾戴过阅读镜但对缓解症状没有帮助所以在使用 3 周后停戴。无其他病史和用药史。

【电脑使用问卷】患者报告时常发作严重的眼部疲劳和视物模糊。他每天使用电脑超过 12h，没有规律的休息。眼睛距离键盘的工作距离为 40cm，距离电脑屏幕 60cm。工作环境用日光灯照明。

【眼科检查】双眼眼前节和眼后节（−），眼睑和睫毛（−），瞳孔（−），共同性斜视（＋），色觉（−），BUT（−）。

【视光检查】

旧镜处方	OD：+0.50DS；OS：+0.50DS
瞳距	62mm
远距离裸眼视力	OD：1.0；OS：1.0
近距离裸眼视力	OD：1.0；OS：1.0
集合近点	调节视标：2.5~5cm
	笔灯：2.5~5cm
远距离遮盖试验	ORTHO
近距离遮盖试验	3$^\triangle$内隐斜视
主观验光	OD：+0.25DS−0.25DC×180=1.0；
	OS：+0.75DS−0.25DC×180=1.0
散瞳验光	OD：+0.75DS−0.25DC×180=1.0；
	OS：+0.75DS−0.25DC×180=1.0
远距离水平隐斜视	ORTHO
远距离 BI 棱镜	X/4/2
远距离 BO 棱镜	6/10/6
近距离水平隐斜视	3$^\triangle$内隐斜视
加 −1.00D	1$^\triangle$内隐斜视
梯度性 AC/A	4：1
计算性 AC/A	4.8：1
近距离 BI 棱镜	4/8/6
近距离 BO 棱镜	6/10/2
NRA	+1.50D
PRA	−1.25D
调节幅度（推近法）	OD：9D；OS：9D
单眼调节灵活度	OD：11CPM；OS：11CPM
双眼调节灵活度	2CPM
MEM	双眼均为 +0.25D

【病例分析】远近距离隐斜视在正常范围，眼睑和睫毛正常，缺乏形成干眼的条件，提示调节障碍是患者出现症状最有可能的病因。因此，本例中分析的切入点是调节检查相关数据，提示调节幅度，调节灵活度和调节反应正常。NRA 和 PRA 两项检查结果都低，而调节功能正常，提示是融像性聚散的问题。正融像性聚散和负融像性聚散在直接和间接检查中都降低。根据降低的 NRA，PRA 和双眼调节灵活度，诊断为融像性聚散功能障碍。

【处理】我们告知患者他的屈光不正不显著，而且不存在垂直隐斜视，不建议患者配镜。眼健康正常，提示也不需要眼科治疗。建议患者进行一个疗程的视觉训练，使融像性聚散结果正常并消除症状。因为患者不愿意来医院治疗，所以让患者在家里进行视觉训练。我们让患者复诊 6 次进行院内视觉训练，用以评估患者的进步并根据情况修改训练程序。在疗程结束时，患者报告已经能在电脑前工作 12h 而没有不适症状。

【复查】

远距离 BI 棱镜	X/8/6
远距离 BO 棱镜	X/20/16
近距离水平隐斜视	2$^\triangle$外隐斜视
近距离 BI 棱镜	14/26/22
近距离 BO 棱镜	20/32/28
NRA	−2.50D
BAF	10CPM

建议使用维持疗效的训练。要求患者 6 个月后复查。患者 9 个月内复诊，表示维持训练进行 3 个月后就停止了。后来症状复发，患者自己再次开始视觉训练，症状再次解决，检查结果均正常。

病例 10-2-4　药物治疗

【病史】王某，15 岁，初三学生，主诉使用电脑学习 20min 后即出现视疲劳和视物模糊。症状已持续 2 年，之前看过眼科医生但症状没有缓解。

1 年前戴过阅读镜也没有起到作用已经停戴。曾诊断有"眼睑问题"，无其他用药史。

【电脑使用问卷】患者报告在阅读或在电脑前工作时时常发作中度视疲劳和间歇性复视。他感觉在使用电脑时症状加重。进一步询问得知患者所说的复视是单眼物像有重影，在遮盖任一眼后仍存在。患者每天使用电脑不少于2h，中途没有规律的休息。眼睛距电脑键盘的工作距离为 45cm，距电脑屏幕 50cm。工作环境用日光灯照明。

【眼科检查】裂隙灯检查发现有双眼睑缘炎（++），双眼泪液分泌不足（+），瞳孔（−），共同性斜视（+），色觉（−）。BUT OD：4s；OS：6s。

【视光检查】

旧镜处方	OD：+0.50DS；OS：+0.50DS
瞳距	62mm
远距离裸眼视力	OD：1.0; OS：1.0
近距离裸眼视力	OD：1.0; OS：1.0
集合近点	调节视标：5~10cm
	笔灯：5~10cm
远距离遮盖试验	ORTHO
近距离遮盖试验	$2^\triangle$内隐斜视
主观验光	OD：+0.25DS−0.25DC×180=1.0;
	OS：+0.25DS−0.25DC×180=1.0
散瞳验光	OD：+0.75DS−0.25DC×180=1.0;
	OS：+0.75DS−0.25DC×180=1.0
远距离水平隐斜视	ORTHO
远距离 BI	X/6/4
远距离 BO	16/21/16
近距离水平隐斜视	$3^\triangle$外隐斜视

加 −1.00D	1△内隐斜视
梯度性 AC/A	4：1
计算性 AC/A	4.8：1
近距离 BI 棱镜	16/21/17
近距离 BO 棱镜	16/20/15
NRA	+2.00D
PRA	−1.25D
调节幅度（推近法）	OD：11D；OS：11D
单眼调节灵活度	OD：11CPM；OS：11CPM
双眼调节灵活度	8CPM
MEM	双眼均为 +0.25D

【病例分析】因为远近距离隐斜视正常，调节检查仅有轻度异常，引起患者症状最可能的病因是眼健康问题（干眼）。分析调节的检查结果，提示调节幅度正常，调节灵活度正常，调节反应正常。PRA 结果低，但考虑到调节功能正常，这可能是一个异常值而不是融像性聚散的问题。另一个可能的病因是融像性聚散功能障碍，但融像性聚散的直接测量和间接检查的结果提示正负融像性聚散都正常。仅仅 PRA 低，双眼调节灵活度正常，结果提示不可能是融像性聚散问题。综上，这些结果提示诊断眼表健康相关的 VDTS 问题。

【处理】我们告知患者他的旧镜处方不能缓解症状。屈光不正不显著，加之没有垂直隐斜视，不推荐配戴眼镜。我们建议患者做好眼部卫生和睑缘清洁，早晚各一次，持续 2 周。另外局部点药控制炎症（醋酸泼尼松龙）和治疗干眼（玻璃酸钠）。

【复查】2 周后复诊，患者睑缘炎已经明显改善，并报告在阅读和电脑前工作更长时间才会出现症状。继续早晚进行眼睑清洁，持续 2 周，停用醋酸泼尼松龙。

又过 2 周后复诊，睑缘炎完全控制，患者已经可以长时间阅读或使用电脑而没有不舒适的症状。

病例 10-2-5　人体工程学改善

【病史】张某，男，23 岁，主诉在使用电脑 2h 后出现头部和颈部疼痛。无其他病史和用药史。在门诊随访多年，最近一次是在 2 年前，当时没有主诉。他最近开始了一项工作需要在电脑前每天工作 6h。之前和现在的检查结果列在下表中。

【电脑使用问卷】在先前的检查中，患者无症状。在本次检查中，患者报告在电脑前工作 2h 后出现头痛和颈部不舒适。他每天在电脑前工作不低于 6h，无规律的休息。眼睑距离键盘的注视距离为 40cm，距离电脑显示器 40cm。工作环境采用日光灯照明。

【眼科检查】双眼眼前节和眼后节（－），瞳孔（－），色觉（－），眼睑（－），泪液分泌（－），BUT 正常（－）。

【视光检查】	上次结果	本次结果
瞳距	58mm	58mm
集合近点	10~15cm	10~17.5cm
调节幅度	15D	15D
远距离隐斜视	ORTHO	ORTHO
近距离隐斜视	5$^\triangle$外隐斜视	6$^\triangle$外隐斜视
计算性 AC/A	4：1	3.6：1
近距离 BO 棱镜	10/18/10	14/20/14
NRA	+2.50D	+2.50D
PRA	－2.50D	－2.75D
双眼调节灵活度	12CPM	13CPM
MEM 视网膜检影	+0.25D OU	+0.50D OU

【病例分析】鉴别诊断的关键点是正常的双眼视和眼健康结果。在VDTS中，这些结果可能正常，但患者可能仍然存在症状。考虑到正常的双眼视和眼健康，患者描述的 VDTS 相关症状可能来源于人体工程学问题。电脑使用问卷提示患者电脑显示器比眼睛水平面高 20cm。室内有高亮度的日光灯照明，电脑屏幕没有眩光滤光片，窗户位于屏幕后方。另外，他的工作距离较近（距离键盘和屏幕 40cm）。这些人体工程学的问题可能是症状的来源。

【处理】本病例说明了合适的工作台设计对于治疗 VDTS 相关症状的重要性。当然，我们想要处理存在的双眼视问题并治疗眼表疾病。然而，处理患者所有的症状是同等重要的。这经常需要我们考虑电脑工作台的影响。仔细检查电脑的高度和摆放。应该根据患者的身高确定屏幕和键盘的位置。在坐在工作台上时，显示器的上缘应该与眼同高或略低于眼的高度。建议更改电脑显示器（调低大约 12cm）和使用者（把座椅升高约 5cm）的高度以便于工作时患者能稍向下看显示器的中心。同时要求把工作距离增加到 45cm以上。

合适照明的重要性常常被忽略。应该监测产生电脑屏幕眩光的照明。窗户或其他光源不应该在注视屏幕时直接照射眼睛。本病例的照明有两个方面的问题，一是室内照明太亮，二是窗户在电脑屏幕的后面。美国视光师学会（AOA）评估通过了大量可加到电脑上的防眩光屏幕贴膜，我们建议使用其中一种。此外，建议重新布置他的工作环境，把电脑放置在墙面而非窗户的前面。降低室内照明不可能。通常房间的照明应该和电脑屏幕照明相匹配，这在家中比办公室更容易实现。在家中，一个更小的照明可以代替明亮的头顶灯。而在办公室，房间照明可能和最近添置的电脑设计和摆放位置不匹配，对于多数办公室，移动电脑来消除逆光比改变房间照明来得更容易。

在调低显示器位置，增加防眩光屏幕贴膜，移动显示器到墙面而非窗户前以控制逆光患者的颈部痛明显缓解之后，患者报告颈部牵拉感大幅减轻，再没有头痛的症状。

第三节　屈光性弱视

一、概述

弱视会引起双眼视觉异常，其中有一部分为屈光性弱视。而屈光性弱视的发病率较高，患者通常无斜视，并且其具有治疗简单和预后较好的特点，因此学习屈光性弱视在临床中显得特别重要。并不是所有的屈光不正都会造成屈光性弱视，视网膜长期没有接受清晰的视觉刺激是诱发弱视的主要原因之一。高度屈光不正引起视网膜像不清晰，进而诱发弱视。还有一种情况是双眼图像清晰度差异较大，大脑视觉皮质在进行融像分析时会选择更优者，即双眼竞争产生抑制，进而造成屈光参差性弱视。

2016 年，党中央、国务院发布《"健康中国 2030"规划纲要》，提出建设健康中国的目标和任务。党的十九大作出实施健康中国战略的重大决策部署，强调坚持以预防为主。2019 年，国务院下发《国务院关于实施健康中国行动的意见》国发〔2019〕13 号，对采取有效干预措施，细化落实《"健康中国 2030"规划纲要》对普及健康生活、优化健康服务、建设健康环境等部署，贯彻落实健康中国建设战略部署，深入推进健康中国建设，切实提高人民健康水平。

本章节主要阐述屈光性弱视的概念、鉴别诊断以及处理方法，了解屈光性弱视的发病和流行病学特点，熟悉屈光性弱视的临床特征，掌握弱视的早期诊断和处理方法，了解在屈光性弱视治疗中重建双眼视觉功能的重要性。

二、屈光性弱视的病因和发病率

1. 定义　弱视是在视觉发育期内由于异常视觉经验（斜视、屈光参差、高度屈光不正以及形觉剥夺）引起的单眼或双眼最佳矫正视力下降，眼部检查无器质性病变。

弱视分为斜视性弱视、屈光参差性弱视、屈光性弱视和形觉剥夺性弱视。形觉剥夺性弱视通常为婴幼儿期，先天性或后天引起的屈光间质混浊或瞳孔遮挡，进而引起的视觉发育异常。本节论述的屈光性弱视，不包括斜视性弱视和形觉剥夺性弱视。人眼视觉发育存在不同阶段，分为关键期、敏感期和可塑期。关键期最短，通常为 0~3 岁；敏感期稍长，通常为 3~12 岁；可塑期因人而异，甚至成年期视觉表现仍然可得到改善。

2. 病因 有关视觉剥夺对屈光性弱视形成的影响研究表明，引起屈光性弱视的主要因素是未矫正的屈光不正，其使视网膜像模糊或大小和形状不相等，或两者都存在。模糊的视网膜像不能充分地刺激视觉系统并发展为弱视。

（1）高度屈光不正性弱视：通常在视觉发育的关键期（婴幼儿期），存在高度屈光不正，引起视觉发育异常，这类弱视称为（高度）屈光不正性弱视。在临床上，常发现于高度远视或高度散光的患者，而且散光引起的弱视治疗难度更大。

（2）屈光参差性弱视：通常在视觉发育的关键期（婴幼儿期），屈光参差达到一定程度，一只眼的视网膜上物像模糊引起视觉发育异常，这类弱视称为屈光参差性弱视。

研究表明调节性神经冲动是调节需求更小的一只眼的需求发出的，而且两眼的调节量相同，如果存在屈光参差通常一只眼的视网膜像是不清晰的。在视皮层水平竞争中，视力好的眼处于优势地位，视觉通路的突触增多，竞争性抑制出现，物像清晰的眼逐渐变成优势眼，并使视觉通路发生改变；而视力差的眼处于不利地位，视觉通路的神经元功能下降并数量减少，物像模糊的一只眼竞争失利，最终沦为弱视眼。屈光参差度数越大（通常≥1.50D），发生弱视可能性越大，弱视的程度越重。需要注意的是散光性屈光参差也会引起屈光参差性弱视。

3. 发病率 关于屈光性弱视的报道不一，通常认为在 1%~4% 之间，屈光性弱视多于斜视性弱视。屈光性弱视中远视性屈光不正更常见。

三、弱视的特征

1. 体征　弱视没有典型性体征。因为揉眼和眯眼可提高视力，患者常有揉眼或眯眼的表现。对于单眼弱视者，可能存在偏头视物的体征。

2. 症状　视物模糊，头痛和眼部不舒服是常见的症状。但患者大多为儿童，没有体验过清晰的视觉，大多没有主诉异常。部分单眼弱视儿童会主诉两眼视物清晰度不同。

3. 临床特征　屈光性弱视有多种视觉方面的特征。在临床上有必要熟悉屈光参差性弱视和双眼屈光不正性弱视的特征。

（1）屈光不正：通常屈光不正度越大或屈光参差越大，则弱视程度也越重。研究发现相对近视，远视和屈光参差或两者并存都更容易引起弱视。

1）远视：高度远视性屈光不正是引起非斜视性弱视的重要病因之一。远视引起弱视的原因是视网膜像的不够清晰和调节不能代偿。远视度数高时，看远看近都是模糊的。远视度数高的眼视网膜像不清晰，不清晰的程度与屈光不正度相关。长时间的视物模糊是视觉发育异常的原因。

对于远视性屈光参差，调节由较低远视度数眼的调节需求决定，度数较高的眼看远看近都是模糊的，而较低度数的眼通过调节可以形成清晰的视网膜像，从而使远视度数较高的眼形成单眼弱视。通常，远视性屈光参差大于1.25D 就会使远视度数较高眼的物像总是模糊，如果这一过程处于发育的关键期就会发生弱视。

2）近视：近视通常超过 −5.00D 才会造成屈光不正性弱视。中低度近视，虽然看远不清晰，但是近处的物体可以形成清晰的视网膜像，不会引起弱视。

对于近视性屈光参差，屈光参差的量也要达到 5D（甚至更高）才可能使一眼的物像足够和持续模糊而引起弱视。

3）散光：一定度数的未矫正的散光对视力的影响一般比相同度数的球

镜要小，但散光对融像的影响比单纯性屈光不正更大。1.50D或更高度数散光足以引起视网膜像模糊进而引起弱视，因为调节不能改善散光引起的视网膜像的模糊。同时，不同轴向的散光对视网膜像的影响不同，逆规散光比顺规散光对视觉的影响更大。

（2）旁中心注视：屈光参差性弱视和屈光不正性弱视的注视性质通常是中心注视，仅有少数单眼高度近视存在偏心注视。存在偏心注视的患者，预后没有屈光性弱视好。鉴于屈光性弱视是中心注视这一特征，客观地评估注视性质是屈光性弱视鉴别诊断的重要手段。因为中心注视是视觉对视觉空间的主观定位，所以当病人为中心注视时，在注视视标时，视标就会落在黄斑中心凹处。如果注视视标没有落在中心凹的中心，则注视性质为偏心注视，存在斜视的可能。

（3）抑制：双眼屈光不正性弱视发生抑制的可能较小，屈光参差性弱视大多存在小范围的中心相对性抑制区域。抑制的深度、大小范围通常存在差异，在不同注视距离下表现不同，与视力好坏没有绝对关联。

（4）拥挤现象：拥挤现象是指分辨间隔开的视标的能力较分辨整幅或整行的能力强。在临床中表现为一行视标的两端视标可以辨认，而中间的视标无法辨认。视力表从上到下，视标间距缩短，拥挤现象越来越明显。

相比屈光性弱视，在斜视性弱视的病人拥挤现象更为显著，可作为鉴别诊断的方法。

（5）视力和对比敏感度下降：视力下降（最佳矫正视力低于0.8，儿童适当降低标准）是弱视的一个重要临床特征。视力反映的是高对比度下视知觉的表现，视力下降意味着在高对比度和高空间频率下分辨能力下降。对比敏感度下降表现为分辨能力在不同对比度和不同空间频率下的分辨能力，对视知觉的检查更加全面。

（6）立体视觉下降：视力下降、对比敏感度下降、抑制、旁中心注视都会造成不同程度立体视觉的下降。相比屈光不正性弱视，屈光参差性弱视引起立体视觉下降更为明显。

（7）电生理诊断试验：虽然研究发现斜视性弱视和屈光参差性弱视的电生理反应存在差异，但由于患者大多为儿童，配合度较差，在临床上很少应用该诊断方法。

四、治疗

屈光不正性弱视和屈光参差性弱视的治疗原则不同。屈光不正性弱视的病因是形觉剥夺，临床中通常矫正屈光不正且预后较好；屈光参差性弱视的病因更多是双眼的异常配合关系，不仅需要矫正屈光不正，还要消除抑制。另外，弱视的治疗效果还跟初诊年龄、初诊视力和注视性质密切相关。不同的年龄、视力和注视性质，治疗方案需要对应调整。

视频三　屈光性弱视病例的问诊、诊断和治疗过程

屈光不正性弱视的治疗比较简单，矫正屈光不正后通常能得到比较好的结果。在矫正屈光不正后，视力会逐渐提高。

屈光参差性弱视的治疗的程序分为四步：屈光不正全矫正；在需要改善眼位时使用附加透镜或棱镜；被动疗法，每天 2～6h 的直接遮盖或阿托品压抑；提高视力和双眼视功能的主动疗法。其中矫正屈光不正是治疗的开始，被动疗法（遮盖或阿托品压抑）是治疗的关键，视觉训练可以增强治疗效果。

（1）矫正屈光不正：通常远视度数大于 +3.00D 时需要矫正，矫正远视时需要先适当欠矫，待患者适应后，逐渐增加到适合的处方。散光大于 2.00D 时需要矫正，矫正散光时需要先适当的欠矫，待患者适应后，逐渐增加到适合的处方。因为逆规和斜轴散光对视力影响较大，需要全矫。

（2）附加透镜和棱镜：在确定最佳的屈光矫正之后，下一步就是附加透镜或棱镜来改善眼位。最佳的眼位能促进调节和聚散之间正常关系的重建，因此能提高双眼视觉。

附加透镜可以刺激或放松调节进而改善眼位。对高 AC/A 的患者，为减

少内侧偏斜应该附加正透镜。 正透镜附加还能用于调节不足或调节不准确，而这些现象常和弱视并存。如果存在外侧偏斜，且 AC/A 较高时，可以考虑附加负透镜。

如果屈光矫正和附加透镜后没有达到最佳眼位，可以用少量的棱镜。BO 棱镜可以用于内隐斜视，垂直棱镜可以用于垂直隐斜视。外侧偏斜一般选择训练的方法，BI 棱镜一般不用。

（3）被动疗法：被动疗法是遮盖视力好的眼或者用阿托品压抑视力好的眼。这两种方法都是迫使病人使用弱视眼，通过刺激弱视眼使其视觉通路恢复来提高其视力。因此在仅用屈光矫正方法且不能提高视力时，可使用部分时间遮盖或对视力好的眼进行压抑治疗。

1）遮盖：作为治疗弱视的方法直接遮盖已经用了 200 多年。屈光参差性弱视的基础视力好时（0.3 或更好）对遮盖疗法反应良好。这可能是因为病人已经建立了部分双眼视觉。尽管年龄小于 4 岁的比大于 6 岁的病人反应好，但大龄儿童和成年人对遮盖方法也都有不错的反应。用遮盖方法治疗屈光参差性弱视时，初期视力上升得很快，大多数发生在最初几周。尽管初期视力上升的快，但得到最大的视力提升需要累积遮盖 200h 左右。因此，对于依从性好的病人每天遮盖 5h，大约需要 6 周。

对于屈光参差性弱视，推荐使用部分时间遮盖法，而不是持续遮盖。每天遮盖的时间依据弱视的程度确定。对于中度弱视，开始每天遮盖 2h。对于重度弱视开始每天遮盖 6h。尽管全时遮盖对弱视的作用非常好，但对于屈光参差性弱视部分时间遮盖作用也同样好。每天直接遮盖 2h，再结合主动视觉疗法，效果能抵得上每天直接遮盖 6h 的效果。 每天遮盖的时间越长视力的提高也越快，只是因为达到累积时间快，而不是得益于每天遮盖的时间更多。

2）阿托品：用阿托品压抑健眼治疗弱视已有 100 多年的历史。用阿托品压抑健眼治疗屈光参差性弱视，达到最好视力的时间要长一些。但最终视力提高的程度与遮盖疗法一样。研究显示每周用 1% 阿托品两次的效果与每天用阿托品的效果一样。

在使用临床标准剂量时阿托品的毒性反应（心率加快，口干，肌肉不协调，血压升高和意识模糊）并不常见。使用阿托品眼膏进行压抑治疗是一种安全的，很少引起全身不适的方法。如果孩子对 1% 阿托品副作用反应明显，可以用 5% 后马托品代替。阿托品的主要不良反应是因为瞳孔散大后对光敏感，可以在室外配戴防紫外线的太阳镜。

遮盖疗法和阿托品压抑疗法都是适合治疗屈光参差性弱视的方法，在屈光矫正和使用附加透镜或棱镜保持正常眼位后，就需要使用被动疗法，除非矫正视力达到正常。至于最初选择遮盖还是阿托品压抑要根据实际情况确定。如病人的依从性，对外貌的要求，视力提高的快慢及药物的副作用等方面。

（4）主动疗法：采用特殊视觉刺激来改善注视性质，通过调节辐辏训练来改善融像，都可以被认为是主动疗法。前者包括红色滤光片疗法、海丁格刷、后像疗法、精细目力训练、光栅刺激仪等，后者包括调节灵活度、调节幅度、感觉和运动融像训练等。

屈光参差性弱视的病人经常存在中等的中心抑制，推荐每天几分钟的双眼脱抑制治疗。这可以使弱视眼在双眼竞争中发挥功能，并发挥正常的双眼间的相互作用。

（5）预后和复发：弱视的疗效与年龄密切相关，年龄越小，治疗效果越好。通常弱视的程度越轻，其预后越好，也越不容易复发。各种类型弱视中，屈光不正性弱视的疗效优于屈光参差性弱视。屈光不正性弱视中，高度远视者疗效优于高度近视者。注视性质良好者的疗效优于旁中心注视者，其视力恢复更快。患者依从性越好，疗效越好。

弱视的复发率在 1/3 左右。弱视治疗后，突然停止遮盖，容易出现视力回退。通常可以逐渐减少遮盖时间来巩固疗效。治疗后的屈光参差性弱视，建立双眼视觉后不太可能发生视力回退。重新建立正常的双眼视功能是防止视力回退的重要因素。年龄较大的病人在视觉疗法完成后保持疗法也没有太大的必要。然而对于年龄小的病人有时出现视力回退，因此对于 8 到 10 岁的儿童病人使用维持疗法是必要的。

第四节　不　等　像

一、定义

不等像（aniseikonia）是指两眼所成物像的大小和 / 或形状存在明显差异，从而不能达到理想的双眼融像。通常是由于在屈光参差的情况下光学矫正不等所致。但需要注意的是，光学通路仅仅是视觉处理的一部分，视网膜接收到图像后，图像会传输到大脑，大脑也会影响每只眼最终感知到的图像的大小和形状。

二、不等像的决定因素

不等像由两个基本因素决定：光学因素（optical factor）和神经因素（neural factor），其中神经因素也称为必要因素（essential factor）。

1. 光学因素（optical factor）——光学不等像（optical aniseikonia）导致两眼之间物体的视网膜图像大小或形状不同的原因有：

（1）眼生物参数因素：如因两眼眼轴长度不同而导致的未经矫正过的屈光参差。

（2）光学矫正因素：配戴不同类型或度数不等的矫正眼镜，其放大率差异引起的不等像。

2. 神经因素（neural factor）——神经性不等像（neural aniseikonia）

虽然同一物体的两只眼睛的视网膜图像具有相同的大小和形状，但也会引起大小和 / 或形状上的感知差异。

（1）视网膜光感受器分布的改变

例如：对于黄斑前膜的患者，其视网膜光感受器组合方式的改变也会使大脑皮层感知到的物像变大（macropsia）或变小（micropsia）。

（2）神经系统处理过程的改变。

三、影响像大小不等的三种倍率

通过视觉系统传至大脑皮层中枢形成的感知像（cortical image），即左右眼各自形成的像，其有效大小和形状是受眼镜倍率、眼屈光系统倍率及中枢倍率（即神经处理过程）的影响。

1. 眼镜倍率与眼屈光系统倍率

（1）视网膜像

视网膜像的大小由两个因素决定：眼轴长度和眼镜放大率。

轴性屈光不正（axial ametropia）的眼轴长度改变，近视眼眼轴更长，远视眼眼轴更短，故未矫正的轴性近视眼的视网膜像大于轴性远视眼；而屈光性屈光不正（refractive ametropia），其眼内容物屈光力发生变化，如角膜、晶状体屈光力，但其眼轴长度相等，故未矫正的屈光性近视眼、屈光性远视眼和正视眼的视网膜像均相等。

眼镜放大率决定于对屈光不正采用的矫正方法，使用框架眼镜矫正时，由于镜片离开眼主点，因此产生放大作用。而用接触镜矫正时，由于镜片已接近眼主点，故无放大作用。

而屈光不正的放大率和眼镜放大率两个因素的乘积，便是相对眼镜放大率（relative spectacle magnification，RSM）。若两眼相对放大率相等，则两眼视网膜像的大小也相等。

（2）放大效果

1）眼镜放大率（spectacle magnification，SM）：SM 由两个基本因素决定，度数因素（power factor，Mp）和形状因素（shape factor，Ms）。*Mp* 是由透镜的屈光度引起的放大率变化，可根据下式计算：

$$Mp = 1/（1-b×Fv）$$

式中，b 是顶点距离，Fv 是透镜的后顶点度数。

Ms 是由透镜的厚度和基弧所引起的，与度数无关。可根据下式计算：

$$Ms = 1/1-（t/n）×F1$$

式中，t 表示透镜的厚度，n 表示镜片的折射率，$F1$ 表示前表面度数。

在使用透镜矫正屈光不正的过程中，上述两个因素会共同作用，因此总体眼镜放大率（Mt）是度数因素 Mp 和形状因素 Ms 的乘积。

$$Mt = Mp×Ms$$

由此可见，视网膜上的像大小是可以被改变的，可以通过改变镜片形状即改变镜片厚度和前表面曲率及折射率 n，达到所需要的眼镜放大率，从而改变视网膜像大小。这里面包含了不等像矫正镜的设计原理。

2）相对眼镜放大率（relative spectacle magnification，RSM）：眼镜放大率 SM 比较的是同一眼的视网膜像在已校正时和未校正时的不同。但左右眼的眼轴长度可能相同或不同，左右眼的屈光总度数也可能相同或不同。为便于比较，我们需要确定一只标准眼，而将各眼与其作出比较。一般将标准眼的总屈光度定为 +60.00D，眼轴长度为 24mm。RSM 是屈光不正矫正后，远处物体在视网膜上形成的像大小（I'）与标准正视眼视网膜像大小（I）的比值，即 RSM=I'/I（图 10-4-1）。

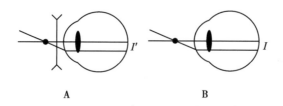

图 10-4-1　相对眼镜放大率 RSM

A.　非正视眼；B.　正视眼

已校正眼的屈光总度数（F）为该眼的总度数（F_A）和校正镜片度数（Fv）组成的等效屈光度：

$$F = Fv + F_A - d \times Fv \times F_A （d 为顶点距离）$$

标准眼屈光度为 +60.00D，视网膜像大小与眼的屈光总度数（F）成反比，因此：

$$RSM = \frac{60}{Fv + F_A - d \times Fv \times F_A}$$

当屈光不正为单纯轴性屈光不正（F_A=60D）时，将框架眼镜置于眼的前焦点上（d=0.016m），代入上式，则 RSM ≈ 1，此为 Knapp 法则。根据 Knapp 法则，矫正镜若戴在轴性屈光不正眼前焦点位置（角膜顶点前16mm）时，则不论此眼是远视或近视，也不论其屈光不正度是多少，远处物体在视网膜成像大小和正视眼相同，此时矫正眼镜的相对放大倍率为1。因此不存在戴矫正眼镜后，视网膜物像大小不等问题。

但实际上眼镜很难准确地放在前焦点位置，图 10-4-2A 和图 10-4-2B 清楚显示了矫正镜位置改变时视网膜像大小的变化。

由图示看出，当矫正镜与眼的距离比眼的前焦点距离短时，以凸透镜矫正的远视眼，其视网膜上的像要较正视眼的像增大，RSM>1。而以凹透镜矫正的近视眼，其视网膜上的像则要较正视眼的像缩小，RSM<1。

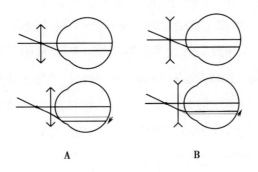

A B

图 10-4-2　矫正镜位置改变时视网膜像大小的变化
A. 单纯轴性屈光不正，凸透镜戴于前焦点和位置移近后成像大小变化；
B. 单纯轴性屈光不正，凹透镜戴于前焦点和位置移近后成像大小变化光学上，视网膜像大小与 RSM 成正比，而 RSM 与眼轴长度和眼镜放大率成正比，故 RSM 可以另一更简便的公式表达：

$$RSM = R \times SM$$

公式中，R 为某一特定眼与标准眼的眼轴长度之比（ratio），SM 为眼镜放大率。

当轴性近视发生时，R 增大，若由框架眼镜矫正时，其负镜片的 SM 减小，则其 RSM 也可能值为 1（Knapp 法则）；同样当轴性远视时，R 减小，若由框架眼镜矫正时，其正镜片的 SM 增大，则其 RSM 可能值为 1（Knapp 法则）；因此光学上以框架眼镜矫正单纯轴性屈光参差为佳。但当屈光不正的类型为屈光性屈光不正时，无论近视或远视，R 均为 1，由于隐形眼镜矫正屈光不正时的 SM 也为 1，此时考虑以隐形眼镜矫正屈光性屈光参差更佳。

2. 中枢倍率（神经处理过程）

（1）视网膜以上视觉系统神经元素的分布，包括大脑皮层终末神经纤维的分布。

（2）视觉高级神经活动过程，如集合。

（3）其他，如生化、生物电信号、精神心理状态都可影响中枢过程倍率。即不同个体生理、心理及大脑认知水平存在差异。

3. 等像镜　等像镜（size lens）是指一个拥有近似平行的前、后表面，但不具有屈光力仅用于改变放大率的厚透镜。它通常用于不等像的评估与矫正。其镜片放大率仅由形状因素（shape factor，Ms）决定。若等像镜的前后表面均为球面，则可以放大整个像，称为整体放大等像镜；若等像镜前后表面为平行柱镜，则改变相应子午线方向上的放大率，称为子午线放大等像镜，放大方向则垂直于柱镜轴位。例如，一个轴位在 90°的子午线放大等像镜，其放大方向为水平方向。

由光学放大而引起的视物空间变形

光学放大类型可分为均一放大与非均一放大，均一放大可分为整体放大效应（即所成物像在各个方向上等效放大，如图 10-4-3A）与子午线放大效应（即所成物像仅在某一子午线方向上放大，该子午线可能是水平、垂直或斜轴方向，如图 10-4-3B）。而非均一放大通常是指棱镜放大效应，即棱镜顶端放大率较底部更大（图 10-4-3C）。

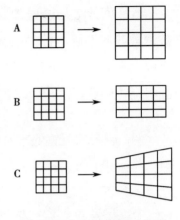

图 10-4-3　由光学放大而引起的视物空间变形
A. 整体放大效应；
B. 子午线放大效应；
C. 棱镜放大效应

子午线放大效应还可分为：水平子午线放大、垂直子午线放大及斜向放大。

水平子午线放大

水平子午线放大是指某一眼的视网膜像在水平方向放大，从而导致视物空间发生变形。两眼视网膜像在水平方向的差异产生了双眼水平视差（lateral binocular disparity）。较大的单眼水平放大率会使得单一视圆转向该眼。

垂直子午线放大

垂直子午线放大是指某一眼的视网膜像在垂直方向放大，两眼视网膜像在垂直方向产生垂直视差，从而导致视物空间发生变形。垂直视差不会产生三维立体感，理论上不会改变戴镜者所感知的额平行平面。但是被检者看到的外界仍会倾斜，这种效果等同于在对侧眼放置轴位在 90° 的子午线等像镜。这种一眼垂直放大率产生与对侧眼水平放大率相同效果的现象，称为诱导效应（induced effect）。诱导效应的产生原理至今没有准确定论。一般情况下，当放大率超过 7% 时，诱导效应就会遭到"破坏"。

当几何效应与诱导效应同时存在时，若放大率小于 5%，几何效应会被诱导效应消除，此时会出现双眼视物空间变形，但这种情况较为少见。当放大率大于 7% 时，几何效应占主导作用，此时戴镜者感知的额平行平面将旋转远离产生放大率的眼，而其单一视圆则转向该眼。

例： 患者 A 配镜处方为 OD：-1.00DS/-2.00DC×180　OS：-3.00DS
（图 10-4-4A）

患者 B 配镜处方为 OD：-2.00DS　　　OS：-2.00DC × 90
（图 10-4-4B）

在患者 A 处方下，右眼产生水平子午线相对放大作用，从而产生几何效应，这会导致感知像的右侧远离患者，产生倾斜作用。这种倾斜致使患者观察到的额平行平面的右侧放大，原本的正方形额平行平面变成了以右侧为底的梯形（图 10-4-4C）。

在患者 B 处方下左眼产生垂直子午线相对放大作用，进而产生左眼诱导效应，这种效应使感知像的左侧向患者移近产生倾斜，倾斜作用使患者观察到的额平行平面的左侧缩小，原本的正方形额平行平面同样变成了以右侧为底的梯形（图 10-4-4C）。

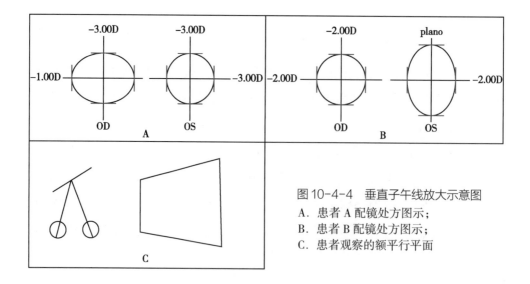

图 10-4-4　垂直子午线放大示意图
A. 患者 A 配镜处方图示；
B. 患者 B 配镜处方图示；
C. 患者观察的额平行平面

斜向子午线放大

斜向子午线放大是指单眼或双眼视网膜像在斜轴子午线方向放大从而导致视物空间变形。例如，在一眼前放置轴位在 45°的子午线等像镜，并且在对侧眼前放置轴位在 135°的子午线等像镜，反之亦然。这种放大效应，使视觉沿着水平子午线发生倾斜，称作倾斜效应（inclination effect）。斜向子午线放大通常是由斜轴散光引起，围绕视轴所做的眼球运动可以代偿部分斜向子午线放大作用。

四、不等像的检测

不等像的检测虽有多种方法，但其基本原理都是利用两眼分视不同视标，使两眼影像处于分离状态，从而进行对比判断。

1. 红绿图片测试　一组由一红一绿两个半圆组成的检查图片，直径 4cm，间隔 5mm，中间标为十字。No.0 两半圆相等，从 No.1 至 No.24 红色半圆大小不变，绿色半圆每图依次缩小 1%。检查时被检者配戴红绿镜片，镜片滤光后，右眼看到红色半圆，左眼看到绿色半圆。若看 No.0 两半圆相等，则表示无不等像。如两个半圆大小不一，则依次在相应序列单寻找等大图形，此时该等大图形的标号则为不等像的量。该项检查同样可以在计算机设备上完成，被检者坐在计算机前 40cm 处，保持半暗环境，注视计算机屏幕，配戴红绿镜片后通过遥控器选择相应等大图形。

2. Pola Test 不等像测量　该项检查利用偏振光片使两眼在分离状态下完成，用以检查隐斜视、双眼视功能和不等像。其设计箱中有 12 张视标，其中不等像视标为 [ ] 形，如图 10-4-5 所示。目前综合验光仪已有该种视标，所以可很方便地进行不等像的初步检测。

3. Standard Eikonometer（标准物像计、标准视网膜像测量仪、标准不等像测量仪）　该仪器利用偏振光片使两眼处于分离状态进行检查，偶数行显示在左眼，奇数行显示在右眼，1~3、2~4、5~7、6~8 均为等距分布，4 条黑线的中央为中心固视点。图 10-4-6A 与图 10-4-6B 分别表示右眼视网膜像水平方向较小、右眼视网膜像整体较小。

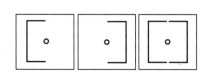

图 10-4-5　Pola Test 不等像测量示标

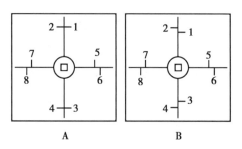

图 10-4-6　标准不等像测量仪器
A. 右眼视网膜像水平向较小
B. 右眼视网膜像整体较小

五、小结

本节述及了不同类型的屈光不正戴镜矫正后，其视网膜像大小与眼镜放大倍率的关系。而眼镜放大倍率取决于眼镜度数因素与形状因素。改变形状因素，可控制镜片放大倍率。对于散光眼、散光性屈光参差在戴镜后由于镜片两个主子午线方向的屈光力不同导致的放大倍率差异，结合几何效应、诱导效应和倾斜效应，对"子午线性不等像"所引起的视物空间变形进行了分析，并阐述了多种不等像测量仪器与使用方法。针对在临床工作中可能出现的问题，总结如下：

1. 屈光不正者（散光眼、屈光参差）戴矫正眼镜后，若持续存在视觉干扰症状不能解除，或主诉视物空间变形等，都应考虑到不等像的可能，应进行不等像评估。

2. 对于屈光不正、屈光参差患者，在开具处方时要注意空间知觉的变化感受。如高柱镜处方时，要考虑是否会引起不等像的产生。另外，虽然视觉系统可适应不等像的视觉空间变形，但每个患者对于两眼不等像的适应程度不同，而且无法定量测量每个人对不同放大率的适应程度。因此开具准确的屈光矫正处方仍为首要。

3. 产生不等像时请酌情调整处方　对于屈光性屈光参差建议使用角膜接触镜进行矫正；轴性屈光参差可根据 Knapp 法则，考虑镜片度数因素与形状因素，可通过改变镜片前表面曲率、镜片折射率、中央厚度及设计等形式，减小不等像放大率。

第五节　眼　球　震　颤

一、概述

眼球运动系统由前庭眼动扫视系统、追随系统、固视注视系统和聚散系统组成。所有这些子系统都有助于在眼球和头部运动时维持稳定的视网膜像，任何系统受到干扰都可能导致眼位不稳定（如眼球震颤）或眼球运动不充分，使得头部和眼球运动无法匹配。

眼球震颤（nystagmus）是单眼或双眼眼球有规律、有节奏、不自主地运动，可导致固视稳定性异常，影响患者视力、深度知觉、双眼平衡和协调。眼球震颤的病因可以是诱发性、获得性或先天性的。眼球震颤可以是阵发性或持续性的，也可以是由固视目标变化或头部位置的改变引起的。通常情况下，眼球震颤表现为显性、隐性或两者结合。显性眼球震颤持续存在，隐性眼球震颤发生于遮住一只眼时，显隐性（manifest-latent）眼球震颤表现为眼球震颤持续存在，但在遮住一眼时加重。

据国外统计，眼球震颤的患病率约为 0.1‰～0.2‰，其中存在眼部或全身疾病（如白化病、脑瘫等）的人群患病率更高。明确眼球震颤的发病年龄有助于确定潜在的病因。例如，婴儿型眼球震颤（infantile nystagmus）通常在三个月时发病，多数情况下与白化病、先天性虹膜缺失、视神经发育不良或先天性白内障等疾病相关。

二、眼球震颤的类型

根据眼球运动的节律，眼球震颤可以分为两种基本类型，即视动性（optokinetic）和前庭性（vestibular），其中前者又被称为钟摆型眼球震颤（pendular nystagmus），后者又被称为跳动型眼球震颤（jerk nystagmus）（图 10-5-1）。钟摆型眼球震颤可发生于单眼或双眼，且双眼间眼震类型可能不同，其特点为没有明显的快相，眼震方向较多，可分为旋转型（torsional）、水平型（horizontal）、垂直型（vertical）以及混合性。跳动型眼球震颤存在快相，表现为眼球缓慢地向一个方向漂移，然后快速向另一个方向运动，根据快相的方向，可分为上视型（upbeat）、下视型（downbeat）、水平型（horizontal）及混合型。某些眼球震颤患者向某一方向注视时震颤的幅度和频率会减少或消失，此时患者视力改善，此位置称为中和带或消震点。眼球震颤的发病原因和诱发因素较为复杂，常涉及其他系统性疾病，分类方式也较为多样。本部分内容将对几种典型的类型进行介绍。

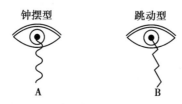

图 10-5-1 眼球震颤的两种主要类型：钟摆型和跳动型

A. 钟摆型：表现为各个方向速度大致相等的往返运动；

B. 跳动型：眼球运动存在冲动型震颤，有快（颞侧）、慢（鼻侧）两个时相

（1）下视型眼球震颤：下视型眼球震颤（downbeat nystagmus，DBN）是在闭眼或第一眼位时出现的中央前庭性眼震，并在向下方或侧下方注视时加重。此外，患者头部下垂或向前倾时也会使眼震更加明显或加重。许多前庭小脑萎缩的患者在俯卧位时眼震的速度增加而仰卧位时速度最小。因此，许多小脑损伤的患者阅读时倾向于仰卧位。固视对 DBN 的慢相速度影响较小。对于某些患者，双眼集合运动可能会使眼震减弱或加重。眼球震颤常伴有前庭小脑共济失调，身体有向后倒下的倾向。

DBN 的发病机制仍不清楚，目前存在多种假设。例如中央垂直前庭失衡、垂直 SP 通路的不对称损伤导致垂直扫视和固视功能受损等。小脑小叶中抑制垂直注视速度敏感的浦肯野细胞的损伤可以解释 DBN 和相关的眼动障碍（垂直追随障碍和固视诱发的眼球震颤等）。这些细胞表现出生理不对称

性，其中大多数细胞呈向下的方向。因此，浦肯野细胞损伤会导致其脑干目标神经元的去抑制，从而导致自发性的眼球向上漂移。

（2）上视型眼球震颤：上视型眼球震颤（upbeat nystagmus，UBN）表现在眼球靠近中央的位置，向上固视时震颤常加重。眼球在垂直方向的追随运动常受到眼球震颤的干扰。某些患者在双眼集合时会由 UBN 转变为 DBN。前庭上核的腹侧被盖区发生脑桥损伤时可导致 UBN。上睑提肌运动神经元的相对功能不足导致眼球向下漂移。

（3）获得性钟摆型眼球震颤：获得性钟摆型眼球震颤常表现为一种类正弦波型运动，其运动轨迹主要为水平型、垂直型或混合型，单眼或双眼均可受累。这种类型的眼球震颤的频率为 2～7Hz，其发病通常与头部姿势、躯体及四肢共济失调、腭肌阵挛或视力障碍有关。

（4）周期交替性眼球震颤：周期交替性眼球震颤是一种自发的水平搏动性眼球震颤，其方向存在周期性变化。振荡周期在 1s～4min 不等，一般为 1～2min。当眼球震颤振幅逐渐减小时，眼球震颤转向相反方向，随即振幅再次增大。故此类患者常主诉眼球震颤减轻或加重。

（5）先天性眼球震颤：先天性眼球震颤（congenital nystagmus）是一种注视性眼球震颤，其特征是眼球不自主地来回移动，随目光而动，可表现为摆动型、不自主型或椭圆型。通常，与较快的眼球震颤相比，此类患者几乎没有或很少主诉震动幻视（oscillopsia）和视物模糊。据估计，先天性眼球震颤的患病率约为 1/1 000。

三、临床评估

通过询问患者的病史以及详细的临床检查，医生能够获得大量的信息以判断眼球震颤的病因和类型。对眼球震颤的检查需要综合患者的体位偏好，眼震的方向、幅度和频率，以及双眼运动的对称性等方面。同时还要评估眼球在不同眼位下的运动情况。临床检测时，推荐使用裂隙灯、高度凸透镜或笔灯来观察眼球震颤的特征，对于配合程度较高的儿童建议使用裂隙灯检查。

（1）病史采集：对于眼球震颤的患者需要详细询问病史，包括发病年龄以及发病时是否伴有其他系统性疾病或外伤和药物治疗等，这有助于医生鉴别眼球震颤的病因。还可以从患者或家长的描述中获取有用信息，例如体位、头位、频率、幅度及注视位置等。此外，在判断眼球震颤的特征时，还应该考虑神经性和发育性因素。神经性症状和体征通常包括眩晕、局部疼痛、麻木、平衡感差、耳鸣、动作不协调以及步态不稳等。遗传因素也是病史采集的重要部分，随着基因检测技术的不断进步，科学家们发现了越来越多可能与婴儿型眼球震颤有关的基因，这些信息能够帮助医生确定异常的遗传模式，进一步明确病因。

（2）笔灯检查：使用笔灯评估患者在九个诊断眼位下的眼动类型、频率以及幅度的变化。双眼集合功能也可以用笔灯进行大致评估。需要注意的是，婴儿型眼球震颤在双眼集合时可能会减轻，但其视力不会立即改善。

（3）裂隙灯及眼底检查：裂隙灯检查可以帮助医生仔细了解患者眼球震颤的方向、频率以及幅度等特征，同时也可以判断患者是否存在眼前节异常。如果患者能够配合，应该常规对其进行裂隙灯检查。

眼后极部和周边部视网膜检查需要在散瞳的情况下使用直接或间接检眼镜观察。但对于震颤幅度大的患者，即使瞳孔充分散大也无法对其视网膜情况进行详细的评估。若患者能够向中间带注视则会对检查眼底有所帮助。

（4）视力和屈光度检测：眼球震颤患者的视力检查与常规方法相同，允许患者使用偏好头位检查。对于儿童，采用单行或单个视标比使用整个视力表得到的结果更准确。学龄前儿童的视力检查可采用手持图形卡检查。眼球震颤的病因和类型众多，不同患者间的视力差异较大，可能严重下降，也可能不受影响。一般来说，继发于感觉神经性疾病的眼球震颤要比运动失调引起的眼球震颤更为严重。一些眼球运动障碍引起的眼球震颤患者，视力多为正常或接近正常，此类患者主要主诉外观方面的问题。

屈光检查时，如果自动验光对于眼球震颤患者存在困难，睫状肌麻痹后视网膜检影是一种有效的方法。睫状肌麻痹剂常选用 1% 环戊通。检影时嘱患者固视一个注视方位（中间带），并尽量保持眼球稳定从而提高结果的准确度。目前，暂无明确证据表明眼球震颤患者的屈光度与健康人群是否存在差异。然而，某些患者的眼球震颤是由感觉性疾病导致的，此类患者在矫正屈光不正后眼球运动控制和融合能力可以得到明显改善。

（5）视功能检查：对眼球震颤的患者进行立体视觉评估和抑制检查非常重要。立体视觉小于 100″ 可能存在隐斜视。一般情况下，Worth 4 点灯检查发现存在抑制的患者需要进行脱抑制训练以使患者的眼震更加稳定，且有助于提高视力。

（6）其他检查：计算机断层扫描（CT）和磁共振成像（MRI）并不是眼球震颤的常规检查项目，若怀疑患者可能是脑干、小脑或皮质病变等导致的获得性眼球震颤时可以进行此类检查。

四、治疗

目前治疗眼球震颤的方法包括药物、视觉训练、光学方式（棱镜）、外科手术等。治疗的主要目标是通过降低眼球震颤的慢期速度减轻视觉症状。治疗方法必须根据患者眼球震颤的类型、特点进行选择，并结合患者病情进行调整。某些使眼球完全停止震颤的疗法（如肌腱切开术或眼外肌注射肉毒杆菌毒素）同时也会损伤眼球的正常生理功能，往往无法令人满意。理想的治疗方案是在选择性地降低慢相速度同时保留生理性眼球运动。

在其他情况下，消除引起眼球震颤的病因十分重要。例如，由周围前庭疾病引起的眼球震颤（如良性阵发性位置性眼震）最好通过治疗原发病来解决，而由药物中毒引起的眼球震颤（如苯妥英、卡马西平、锂）最好通过停止用药或减少剂量来解决。

某些先天性眼球震颤的患者，若早期中央凹发育良好，可能不会产生视觉症状，此时一般不需要特别治疗。

获得性眼球震颤的最有效治疗方式通常为药物治疗。当药物疗效不足时，可以考虑视觉训练、光学方式（棱镜）或外科手术等方法辅助治疗。

当眼球震颤患者因为眼球运动的质量直接影响视力时，可以考虑增强眼球运动控制能力的训练。眼球震颤患者中心凹注视时间越短及注视质量越差，其视力表现就会越差。除了获得性眼球震颤的患者以外，其他类型的眼球震颤患者多认为外部世界是稳定的，对自己的眼球摆动不能觉察。因此在进行训练前必须让此类患者意识到自身眼位是不稳定的，这样可以刺激反馈机制增加患者眼球运动控制能力，常用方法包括后像疗法、听觉生物反馈，以及间歇性闪光刺激等。

某些患者可能因为存在相关的传入视觉系统异常（如视神经发育不全、中央凹发育不全、视锥细胞营养不良、色盲）导致视力下降，此时抑制眼球震颤对视力改善帮助不大。

五、总结

眼球震颤有时不太容易诊断。分析病因时除了病理性因素外，还应考虑发育和遗传因素。眼球震颤经常由视觉系统的传入和传出障碍引起或与之相关。对眼球震颤患者的评估和管理是一个重大的挑战。有些类型的眼球震颤是良性的，甚至是生理性的，但其他类型的眼球震颤可能意味着存在某些可能危及生命的病因。对眼球震颤患者的检查需要仔细的病史记录、详细的临床观察和适当的诊断性检查。但即使对眼球震颤有足够详细的描述和记录，也有可能存在一定的局限。因此，临床医生必须具备广泛的理论知识和实践基础，在此基础上才能建立完善的诊断和鉴别诊断流程，确定引起眼球震颤的确切病因并制定合理的治疗方案。

医生诊疗不是照本宣科，完全按指南按部就班，而是需要考虑更多的综合因素，结合病人实际情况进行个体化诊疗。正如特鲁多医生的名言所说的那样，医生的职责是"有时去治愈，常常去帮助，总是去安慰"。医学是一门有温度的学科，其服务对象是活生生的人。医生看"病"，更看"人"。回顾医学发展史，从其诞生之初就包含着对人类身心的全面关爱，人文关怀原本就是医学的本质属性。